Strategy Second choice Stewardship

抗菌薬の<u>セカンドチョイス</u>と<u>スチュワードシップ</u>

伊東 完

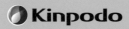

序文

　青木眞先生の『レジデントのための感染症診療マニュアル』（医学書院）が刊行されてからというもの、日本では感染症診療を扱う医学書が数多く出版されている。既に需要が満たされているはずなのにもかかわらず、令和の世になっても同じような医学書が次々と出版されているのが不思議でならない。ただ、その理由は割合容易に想像がつくもので、感染症診療を扱う医学書の難易度に大きな偏りがあるせいではないかと思われる。例えば、抗菌薬を扱う入門書は、入門書を謳う割に各論的で、抗菌薬のつながりが見えにくいので、意外と初学者にとっては難易度が高い。最近では入門書よりもさらに難易度を落とした超入門書も見かけるが、これは診療に必要な情報を削り過ぎていて、もはや実用に耐えるものではない。例えば、カルバペネムが最強（？）と書かれている医学書を読んでも、果たしてその情報がどの程度役に立つものか。

　そこで少し考えてみた。ゼロから学ぶのではなく、イチから学べる感染症診療の入門書が日本には足りていないのではないか。例えば、「尿路感染症の多くが大腸菌によって引き起こされる」とか、「蜂窩織炎に対して通常は第一世代セフェムを使用する」といった知識は最低限持っているくらいの読者を対象としてみるのはどうか。要するに、医療現場でよく遭遇する感染症に対する治療経験は持っていて、既にある程度は慣れてもいるけれど、根拠となる知識が曖昧だという読者である。そして、このレベルの読者が必ずといってよいほど引っ掛かっている落とし穴だけを重点的に拾い集めて解説した少し意地の悪い医学書を作ってみると、不確実性の高い医療現場においても役に立つのではないか。そういった趣の攻略本のつもりで、本書を執筆した。逆に、感染症診療をまったくやったことのない読者は想定していないし、逆に臓器別感染症の起因菌や抗菌薬のスペクトラムを完璧に覚えているような読者も本書では想定していない。前者にとっては難解で、後者にとっては常識といえる内容だ。

　さて、初期研修医以上、感染症レジデント以下のレベルの医師が悩むポイントといえば、やはり抗菌薬の第二選択薬以降のところではないだろうか。例えば、抗菌薬を使っていて薬疹が出現した時、自信をもって他の抗菌薬に切り替えられる医師はどのくらいいるだろうか。薬剤供給不足問題で普段

使っている周術期抗菌薬が使えない時、適切な代替薬を選べる医師はどのくらいいるだろうか。本書では、第二選択薬以降の抗菌薬の使い方を意識的に記述することにした。類書にあまり記載されていない邪道だが、トラブルシューティングとしては必要な知識である。現場ではきっと役に立つだろう。もっとも、第二選択薬以降は、あくまで必要に迫られて使うものなので、恰好つけて第一選択薬よりも優先的に使うことのないようお願いしたい。

　もうひとつの本書の目標として、スチュワードシップの考え方を日本の医療現場に輸入しようという試みが挙げられる。詳細は第3部に譲るが、日本の医療はとにかく無駄が多く、いい加減これを是正しないと日本の医療の未来もないのではという危機感がある。無駄な医療を削って、必要な医療にリソース（我ら医療スタッフの労力を含む）を集中することで、よりよい診療ができるという信念があるのである。抗菌薬スチュワードシップについては、既に各病院の感染対策チームの中で共有されている概念かとは思うが、本書ではこれまでほとんど日本で語られてこなかった診断スチュワードシップの考え方にも言及した。本書が無駄の削ぎ落とされたリーンな感染症診療への道標になれば幸いである。

2024年8月

伊東 完

目次

序文 ……………………………………………………………………………… iii

第1部　感染症診療の基本道具 …………………………………………… 1

はじめに ………………………………………………………………………… 2
基本道具1　ペニシリン系のスペクトラム ………………………………… 4
基本道具2　セフェム系のスペクトラム …………………………………… 7
基本道具3　黄色ブドウ球菌菌血症 ………………………………………… 11
基本道具4　腹腔内感染症 …………………………………………………… 14
基本道具5　発熱性好中球減少症 …………………………………………… 17

第2部　第二選択薬を使う場面の感染症診療 …………………………… 21

はじめに ………………………………………………………………………… 22
症例1　30歳男性の「溶連菌咽頭炎」……………………………………… 24
症例2　70歳女性の「蜂窩織炎」…………………………………………… 35
症例3　40歳男性の「蜂窩織炎」…………………………………………… 49
症例4　60歳女性の「急性腎盂腎炎」……………………………………… 61
症例5　80歳男性の「急性腎盂腎炎」……………………………………… 76
症例6　30歳女性の「急性膀胱炎」………………………………………… 88
症例7　80歳男性の「市中肺炎」…………………………………………… 103
症例8　85歳女性の「誤嚥性肺炎」………………………………………… 118
症例9　84歳男性の「誤嚥性肺炎」………………………………………… 134
症例10　30歳男性の「急性胃腸炎」………………………………………… 149

第3部　スチュワードシップを意識した感染症診療 …………………… 163

はじめに ………………………………………………………………………… 164
取り組み1　抗菌薬の不適正使用を回避する ……………………………… 166
取り組み2　抗菌薬選択を最適化する ……………………………………… 174
取り組み3　抗菌薬の投与期間を最適化する ……………………………… 181
取り組み4　診断プロセスを最適化する …………………………………… 187

Lesson

ペニシリン系 VS セフェム系……9 ／腹水検体で発育する *E. faecium* を叩くべきか……16 ／溶連菌咽頭炎で抗菌薬を使用する意義……27 ／壊死性筋膜炎と画像検査……37 ／セファゾリン供給不足問題……40 ／蜂窩織炎の非薬物療法と「RICE」……44 ／クリンダマイシンによる毒素産生抑制効果……54 ／腎周囲脂肪織濃度の臨床的意義……64 ／腎盂腎炎の発熱期間……68 ／セフトリアキソンとスペクトラムの類似する抗菌薬……69 ／ JANIS……70 ／尿路感染症の性差……78 ／抗菌薬の前立腺移行性……81 ／第3世代経口セフェム……92 ／膀胱炎に対する抗菌薬投与期間……93 ／性感染症の問診……95 ／梅毒の検査……97 ／肺炎球菌のカルバペネム耐性……109 ／インフルエンザ桿菌から見た薬剤耐性……113 ／肺炎随伴性胸水や膿胸に対する抗菌薬選択……125 ／薬剤による誤嚥性肺炎の予防……130 ／腹腔内感染症における嫌気性菌カバー……142 ／ MERINO 試験……145 ／自発痛と圧痛を区別せよ……151 ／虫垂炎に対する手術治療 vs 保存的治療……156 ／不必要な抗菌薬が使われる温床……168 ／結局、何が抗菌薬スチュワードシップに該当するのか？……171 ／静菌的抗菌薬……177 ／抗菌薬スチュワードシップとお金の話……185 ／診断スチュワードシップとは何か……188

Column

アンピシリン＆アモキシシリンの代替薬……33 ／セファゾリン＆セファレキシンの代替薬……47 ／クリンダマイシン活用術……59 ／セフトリアキソンの代替薬……74 ／抗菌薬の臓器移行性……86 ／静注抗菌薬から経口抗菌薬へのスイッチ……101 ／アジスロマイシンの代替薬……116 ／アンピシリン・スルバクタムの代替薬……132 ／ピペラシリン・タゾバクタムの代替薬……147 ／アモキシシリン・クラブラン酸の代替薬……160

付録……………………………………………………………… 196
あとがき…………………………………………………………… 198
索引………………………………………………………………… 200
プロフィール……………………………………………………… 204

第1部

感染症診療の基本道具

はじめに

　英語学習の最初に必ず英単語を学ぶように、感染症診療を学ぶにも抗菌薬の使い方に関する基本的な知識が必要不可欠である。しかし、暗記であるからには効率よく学ぶ必要がある。ここでは、筆者が東京大学医学部附属病院に在籍していた頃に学生や初期研修医向けに実施していた「5 Days：Introduction to Infectious Diseases」の講義のエッセンスを掲載することにする。これは、わずか1週間（平日5日間）で感染症診療の初学者に現場で学ぶための必要最低限度の知識をまとめあげたものである。当初は初期研修医向けに講義していたが、気がつけば学生が集まってくるようになり、やがては東大感染症内科スタッフの教育熱に火をつけることになったコンテンツでもある（と当時の医局長は語る）。

　感染症を理解するためには、いわゆる三大要素と称される「宿主因子」「微生物」「感染臓器」をしっかりと学ぶ必要がある。しかし、本書を手に取る読者にはきっと、そのような回りくどいことは面倒くさくてやっていられないという方が多いのではないだろうか。そこで、この復刻版「5 Days：Introduction to Infectious Diseases」が活躍する。まずはβラクタム系の基本である「ペニシリン系」と「セフェム系」を勉強するが、このプロセスで必要最低限の細菌の名前に慣れていただく。それぞれの細菌が引き起こす臓器感染症とリンクする形で語呂合わせを使うので、頭脳メモリへの負荷は最低限度に抑えられるはずである。

　次の「黄色ブドウ球菌菌血症」と「腹腔内感染症」の話では、感染症を診断した時に同時進行で進めるべき思考になるべく触れるようにしている。感染臓器が常にひとつとは限らないこと、制御すべき感染巣を見つけたら妥協せずに制御した方がよいこと、コンタミネーションを減らすべく検体の採取方法を意識すること。一見すると「微生物」を扱った項目に見えるかもしれないが、「感染臓器」を考える上で大切な心構えを無意識下に落とし込むことを意識しながら記述した。

　最後に、「発熱性好中球減少症」を配置した。これは緑膿菌と抗緑膿菌活性のある抗菌薬を学ぶのに格好の題材であるのみならず、「宿主因子」の代表格である免疫不全を軽く学ぶのに最も適切な題材である。敢えて液性免疫

障害や細胞性免疫障害を中心に据えなかったのは、これらを初学者が直観的に理解するのはハードルが高く、頭脳メモリへの負荷が重くなることを懸念したからである。あくまで、この「感染症診療の基本道具」はサラッと読み流してほしい。そして、必要に応じて3〜4周ばかりサラッと読み返してほしい。熟読は想定していない。そのために、わざとアッサリ書いたのだ。

基本道具 1　ペニシリン系のスペクトラム

ペニシリン G のスペクトラム …… (★)

○ 肺炎球菌　　○ レンサ球菌　　× ブドウ球菌（メチシリン感受性）
○ 腸球菌　　　○ リステリア　　× 大腸菌
○ 横隔膜から上の嫌気性菌　　× 横隔膜から下の嫌気性菌

☐ (★) は、「ブドウ球菌を除くグラム陽性球菌」と「口腔内の嫌気性菌」とまとめられる（なお、リステリアはグラム陽性桿菌）。
☐ ここで、「腸球菌」と「リステリア」が並んでいるところに注目してほしい。これらはペニシリン系でカバーできるくせに、セフェム系でカバーできないという特性を持っている。その背景としてはペニシリン結合蛋白質の変異が挙げられる。
☐ また、抗菌薬のスペクトラムを勉強する時は、「何をカバーできるか」だけでなく「何をカバーできないか」にも着目するとよい。ペニシリン系は、概して大腸菌などのグラム陰性桿菌のカバーが苦手である。
☐ ペニシリン系の進化は、(★) でカバーできていないブドウ球菌、大腸菌、横隔膜から下の嫌気性菌をいかにカバーするかという改善の歴史と捉えると見通しがよい。

アンピシリンのスペクトラム

○ 肺炎球菌　　○ レンサ球菌　　× ブドウ球菌（メチシリン感受性）
○ 腸球菌　　　○ リステリア　　△ 大腸菌
○ 横隔膜から上の嫌気性菌　　× 横隔膜から下の嫌気性菌

☐ アンピシリンは、ペニシリン G にアミノ基をくっつけた抗菌薬である。つまり、構造的にもほとんど同じで、必然的にスペクトラムも大差ない。
☐ しかし、このアミノ基の存在が大きく、大腸菌、プロテウス、インフルエンザ桿菌などのグラム陰性桿菌を少しだけカバーできるようになった。
☐ ただし、大腸菌の大部分とブドウ球菌、横隔膜から下の嫌気性菌はいまだにカバーすることができない。なぜなら、これらの細菌は β ラクタマー

ゼを産生して抗菌薬を無力化してしまう性質を持っているからだ。

> **アンピシリン・スルバクタムのスペクトラム**
>
> ○ 肺炎球菌　　○ レンサ球菌　　○ ブドウ球菌（メチシリン感受性）
> ○ 腸球菌　　　○ リステリア　　△ 大腸菌
> ○ 横隔膜から上の嫌気性菌　　　○ 横隔膜から下の嫌気性菌

□ 細菌の産生するβラクタマーゼに対抗すべく、人類はペニシリン系抗菌薬にβラクタマーゼ阻害薬を配合することを着想した。これによって、アンピシリン・スルバクタムが誕生し、ブドウ球菌、大腸菌、横隔膜から下の嫌気性菌のカバーにいったんは成功した。

□ しかし、当時のアンピシリン・スルバクタムは超広域抗菌薬と呼ぶべきスペクトラムで、この上なく使い勝手がよかった。必然的に、人類はこの抗菌薬を乱用してしまう。

□ 結果として、大腸菌の耐性化を許すことになってしまい、アンピシリン・スルバクタムは中途半端なスペクトラムの抗菌薬になった。

> **ピペラシリン・タゾバクタムのスペクトラム**
>
> ○ 肺炎球菌　　○ レンサ球菌　　○ ブドウ球菌（メチシリン感受性）
> ○ 腸球菌　　　○ リステリア　　○ 大腸菌＆緑膿菌
> ○ 横隔膜から上の嫌気性菌　　　○ 横隔膜から下の嫌気性菌

□ それでも人類はペニシリン系で大腸菌をカバーしたいと願う。その願望を叶えてくれるのが、ピペラシリン・タゾバクタムである。

□ ピペラシリン・タゾバクタムは、大腸菌に限らず、プロテウスやクレブシエラなどの腸内細菌目、ブドウ糖非発酵菌である緑膿菌まで幅広くグラム陰性桿菌をカバーする優れものである。

□ ピペラシリン・タゾバクタムを使えば、グラム陽性球菌、グラム陰性桿菌、嫌気性菌の大部分を、つまりは日本での日常診療で遭遇する細菌感染症診療の大部分をカバーすることができてしまう。

□ ただ、乱用するとアンピシリン・スルバクタムと同様、薬剤耐性化につながる可能性があり、適応を見極めた上で使用したいものである。

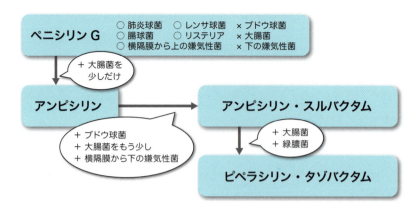

図 1-1　ペニシリン系抗菌薬の全体像

Lesson　カルバペネム系のスペクトラム

　カルバペネム系と聞けば「最強の抗菌薬」と連想する読者もいるかもしれないが、極論すると、そのスペクトラムはピペラシリン・タゾバクタムと大差ない。例えばメロペネムは、肺炎球菌、レンサ球菌、メチシリン感受性ブドウ球菌、大腸菌などの腸内細菌目、緑膿菌などのブドウ糖非発酵菌、嫌気性菌をカバーするが、よくよく考えれば、これはピペラシリン・タゾバクタムと同じではないか。ただし、基質拡張型βラクタマーゼ（ESBL）産生菌に対する活性は優れており、これがピペラシリン・タゾバクタムとの差といってよかろう。では、カルバペネム系が他のβラクタム系よりも常に優れているかというと、必ずしもそうでなく、肺炎球菌の耐性化が進んでいたり、腸球菌への活性が劣っていたりする点は注目に値する。

基本道具 2　セフェム系のスペクトラム

セファゾリン（第 1 世代）のスペクトラム

S＆S：*Staphylococcus* spp.（メチシリン感受性ブドウ球菌）＆ *Streptococcus* spp.（レンサ球菌）
PEK：*Proteus mirabilis*（プロテウス）、*Escherichia coli*（大腸菌）、*Klebsiella pneumoniae*（クレブシエラ）

- 突然菌名がアルファベットになったものだから、「裏切り者！」と思われたかもしれない。しかし、最低限度の菌名は学んでほしいということで、ご容赦いただきたい。
- セファゾリンのスペクトラムは、S＆S±PEK である。急に変な語呂合わせが出てしまったが、この記憶法はかなり便利である。臓器別感染症の起因菌とある程度対応しているからである。
- S＆S はブドウ球菌とレンサ球菌だが、これは蜂窩織炎など皮膚軟部組織感染症の起因菌である。蜂窩織炎こそ、セファゾリンが最も活躍できる感染症と言えるだろう。
- ペニシリン系でブドウ球菌をカバーするためには、βラクタマーゼ阻害薬の含まれたアンピシリン・スルバクタムを引っ張り出してくる必要があった。しかし、セフェム系であれば、初期装備の段階でブドウ球菌をカバーする。この便利さゆえに、周術期抗菌薬としても頻用される。
- PEK に含まれるプロテウス、大腸菌、クレブシエラは腸内細菌目というグループに分類される細菌で、尿路感染症をよく起こす。ただし、セファゾリンに対する PEK の感受性には地域差が大きく、アンチバイオグラムなども参考に適応を決定することが望ましい。
- 単純性尿路感染症に対して PEK のカバーを安定させたい場合、第 2 世代のセフォチアムを使うのも一案。玄人好みのする抗菌薬のひとつである。

セフトリアキソン（第3世代）のスペクトラム

S & S：*Staphylococcus* spp. & *Streptococcus* spp.
HMPEK：*Haemophilus influenzae*（インフルエンザ桿菌）、*Moraxella catarrhalis*（モラキセラ）、*P. mirabilis*、*E. coli*、*K. pneumoniae*

- □ セフトリアキソンのスペクトラムは、S & S ＋ HMPEK である。後半は「Hen pecks.」（雌鶏が啄む）と読む。
- □ セファゾリンやセフォチアムのスペクトラムに、インフルエンザ桿菌（H）とモラキセラ（M）が加わった。これらはセフォチアムでもカバーできなくはないが、耐性を考慮するとセフトリアキソンを使うのが無難である。さらに肺炎球菌（*Streptococcus pneumoniae*）への活性もあり、あわせると市中肺炎の代表的起因菌をカバーできることになる。
- □ S & S は蜂窩織炎、HM は市中肺炎、PEK は単純性尿路感染症の代表的起因菌である。すると、セフトリアキソンがあれば、救急外来で遭遇する市中感染症を概ねカバーできてしまう。ゆえに頻用されるのであり、実際に使ってみても失敗が少ない。

セフェピム（第4世代）のスペクトラム

S & S：*Staphylococcus* spp. & *Streptococcus* spp.
HMPEK：*H. influenzae*、*M. catarrhalis*、*P. mirabilis*、*E. coli*、*K. pneumoniae*
SPACE：*Serratia marcescens*（セラチア）、*Pseudomonas aeruginosa*（緑膿菌）、*Acinetobacter baumannii*（アシネトバクター）、*Citrobacter* spp.（シトロバクター）、*Enterobacter* spp.（エンテロバクター）

- □ セフトリアキソンは市中感染症を概ねカバー可能だった。しかし、院内感染症に対してはいまひとつ力及ばず、例として緑膿菌に活性がない。
- □ 院内感染症で問題になるグラム陰性桿菌を SPACE と総称し、緑膿菌やアシネトバクターが含まれる。これらは様々な臓器に感染を起こすが、概してデバイス関連の感染症で見かけやすい。そして、第4世代のセフェピムは、これら SPACE をカバーできるのである。
- □ ちなみに、SPACE の語呂合わせを嫌う感染症科医もいる。理由として、

腸内細菌目とブドウ糖非発酵菌が混ざっていること、染色体性 AmpC を持つ細菌と持たない細菌が混ざっていることが挙げられる。

□ 本書のレベルを逸脱するが、染色体性 AmpC を持つ細菌として、*Hafnia alvei*、*E. cloacae*、*C. freundii*、*K. aerogenes*、*Yersinia enterocolitica* が挙げられ、「HECK-Yes.」（ちぇっ、いいよ）と覚える（感染症が苦手なうちは覚えなくてよい）。これらの細菌は第 3 世代セフェムに感受性を示すこともあるが、それを鵜呑みにして第 3 世代で治療すると、AmpC βラクタマーゼの高産生による耐性化を起こすことがある。第 4 世代セフェムやカルバペネム系で治療することによって、この現象を生じるリスクを低減できる。なお、*C. koseri* は（*C. freundii* とは対照的に）染色体性 AmpC を持たないが、これも少々マニアックな知識。

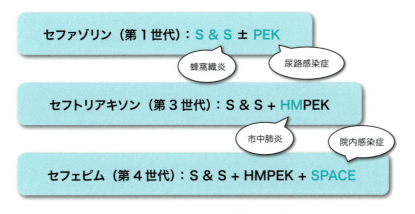

図 2-1　セフェム系抗菌薬の全体像

Lesson

ペニシリン系 vs セフェム系

セフェム系を俯瞰したが、ここで終わらせると記憶が定着しない。インプットの基本は、共通点をまとめつつも差異を明確にすること。アンピシリン・スルバクタム vs セフトリアキソン、ピペラシリン・タゾバクタム vs セフェピムを見比べると、大雑把に以下の傾向があることが分かる（表 2-1）。

表 2-1　ペニシリン系（βラクタマーゼ阻害薬あり）とセフェム系

	ペニシリン系	セフェム系
グラム陽性球菌	○	○
グラム陰性桿菌	△	○
嫌気性菌	○	△
腸球菌とリステリア	○	×

基本道具 3　黄色ブドウ球菌菌血症

血液培養で黄色ブドウ球菌が発育したら考えること

・その黄色ブドウ球菌はどこから侵入したか？
・その黄色ブドウ球菌はどこまで広がっているか？

- □ 感染症診療では病原体の侵入門戸と遠隔感染の有無が重要である。言われずとも当たり前かもしれないが、実臨床でこれらがおざなりにされているのをよく見かける。特に黄色ブドウ球菌菌血症においては、この2点を無視して診療を進めると大抵は失敗する。
- □ 黄色ブドウ球菌の代表的侵入門戸といえば、やはりカテーテルなどの血管内留置デバイスであろう。デバイスに限らず、皮膚バリアの損傷は黄色ブドウ球菌菌血症を起こすリスク因子になる。例えば、アトピー性皮膚炎や疥癬などで皮膚を掻いていると、そこから黄色ブドウ球菌が侵入する。また、爪白癬は靴下を脱がさないと気づけない。
- □ 黄色ブドウ球菌菌血症に合併する遠隔感染として、感染性心内膜炎、化膿性脊椎炎、化膿性関節炎、化膿性血栓性静脈炎、腹腔内膿瘍に要注意。
- □ 経胸壁・経食道心エコーで疣贅が見つからないからといって、感染性心内膜炎を否定することはできない。また、たとえ疣贅がなくても、他の条件さえ揃えば感染性心内膜炎と診断できてしまう（詳細はDuke基準を参照）。手掌や足底を繰り返し診察していると、数日経ってからOsler結節やJaneway病変が出現することをよく経験する。
- □ もともと腰痛持ちの患者では化膿性脊椎炎を見逃しやすい。また、化膿性脊椎炎を疑って胸腰椎MRIを撮像した結果、圧迫骨折やすべり症だけで膿瘍が見つからないことがあるが、このような状況でも後から膿瘍が判明することがあるので、2週間後を目安にMRIを再撮像することを勧める。
- □ 化膿性関節炎は、すべての関節を露出させて丁寧に診察しないと簡単に見逃す。また、化膿性関節炎を見つけたら、速やかに洗浄ドレナージするべきである。保存的加療だけで様子をみていると他の関節へと次々と播種してしまって、埒が明かなくなるからである。
- □ 化膿性血栓性静脈炎も盲点で、特に中心静脈カテーテルを使用している

患者で注意する。適切な治療をしていても黄色ブドウ球菌の菌血症が持続する場合は、腹腔内膿瘍の検索も兼ねて造影CTの撮影を検討したい。

> **黄色ブドウ球菌菌血症を治療するコツ**
>
> ・侵入門戸と遠隔感染に対して適切な治療をしないと、まず治しきれない
> ・治療期間は長く、粘り強く戦う姿勢を求められる

☐ 水道の蛇口を締めずに浴槽から排水するのは効率が悪い。これは当たり前。同様に、菌血症も侵入門戸や遠隔感染に適切な治療を行わないと、延々と血中に細菌が供給されてしまうから、抗菌薬でどんなに細菌を抑え込もうとなかなかうまくいかない。これも当たり前。しかし、この当たり前が実臨床ではなぜか軽視される。

☐ 特に黄色ブドウ球菌のようなしつこい細菌による感染症を確実に治すためには、先に挙げた侵入門戸と遠隔感染をしっかりと制御する必要がある。これは基本のキ。

☐ また、黄色ブドウ球菌菌血症に対する治療期間は長く、忍耐を要する。特定の条件を満たさない場合は、4週間以上を見込んでおくとよい。

☐ 治療期間を短縮できる条件としては、①感染性心内膜炎なし、②埋め込み型の人工デバイスなし、③適切な抗菌薬での治療から3日以内に解熱、④2〜4日で血液培養が陰性化、⑤遠隔感染巣なしのすべてを満たす場合である。このような場合を「非複雑性黄色ブドウ球菌菌血症」と呼んでいて、治療期間を2週間に短縮することが許容される。

> **黄色ブドウ球菌菌血症に対する治療薬**
>
> ・メチシリン感受性株であれば、βラクタム系の方が成績がよい
> ・メチシリン耐性株（MRSA）には、いわゆる抗MRSA薬を使う
> ・抗MRSA薬にはそれぞれクセがある

☐ メチシリン感受性株であれば、βラクタム系を優先する。黄色ブドウ球菌に対する活性が抗MRSA薬よりも概して強いからである。具体的には、セファゾリンなどのセフェム系やアンピシリン・スルバクタムなどのβラクタマーゼ阻害薬配合ペニシリンがよい。

- MRSAに対しては、バンコマイシン、ダプトマイシン、リネゾリドなどの抗MRSA薬を使うが、それぞれにクセがある。
- バンコマイシンは古くから使われていて実績豊富である。腎毒性があり、有効血中濃度と中毒濃度が近くなっているので、薬物血中濃度モニタリングが必須である。
- バンコマイシンで皮疹が出現する場合、アレルギーだけでなくレッドマン症候群の可能性も考える。レッドマン症候群は、バンコマイシンの急速な投与に起因したヒスタミン遊離反応で生じるもの。真のアレルギーではないから、バンコマイシンの再投与が禁忌にならないのである。バンコマイシン1gを60分以上かけて投与して皮疹が出る場合はレッドマン症候群の可能性が下がり、アレルギーの可能性が上がる。
- ダプトマイシンは肺サーファクタントで分解されるため、MRSA肺炎に使いづらい。また、濃度依存性に抗菌活性を発揮するので、30分程度でサッと点滴静注するとよい。
- リネゾリドは静菌的抗菌薬で実績が少ないため、菌血症に使いづらく、優先順位は下がる。また、数週間も使っていると、血小板減少や末梢神経障害を生じる点も使いづらい。
- これらの抗MRSA薬は *Enterococcus faecium* などの腸球菌感染症にも使えるが、ダプトマイシンは腸球菌への活性が低く、用量に配慮する。

基本道具4　腹腔内感染症

腹腔内感染症の治療の基本

・ドレナージすべき病変を確実に見つけてドレナージする
・グラム陰性桿菌（主に腸内細菌目）と嫌気性菌をカバーする

- □ ドレナージの重要性は「基本道具3」で似た内容をくどいほど説明したので、これ以上うるさくは言うまい。
- □ 抗菌薬選択としては、グラム陰性桿菌と嫌気性菌を意識的にカバーしたい。すると、最も適した抗菌薬としてはピペラシリン・タゾバクタム（またはカルバペネム系）が挙がり、セフメタゾールが次点となる。
- □ セフェム系は嫌気性菌が苦手だと「基本道具2」でコメントしたが、セフメタゾールは嫌気性菌を多少カバーする「変わり者」である。だからこそ、敢えて「基本道具2」で他のセフェム系と一緒に解説しなかったのである。ちなみに、フロモキセフも同様の特徴を持った抗菌薬だが、セフメタゾールより薬価が高く、筆者は使用していない。
- □ セフメタゾールは第2世代セフェムであり、そのスペクトラムはS＆S＋PEKに嫌気性菌を加えたものと考えていただきたい。ESBL産生菌をカバーできなくはないが、観察研究でのエビデンスが主体である点に注意する。つまり、過信して重症患者に使うのは避けた方がよいかもしれない。
- □ 蛇足ではあるが、腹腔内感染症で「本当に」嫌気性菌をカバーしなければならないのかは議論がある。ドレナージが十分にされた病変であれば、嫌気性菌のカバーが手薄でも治療成績が悪化しないことを示唆する臨床研究があるからである。

嫌気性菌をカバーする抗菌薬

○ βラクタマーゼ阻害薬配合ペニシリン、カルバペネム系、メトロニダゾール
△ セフメタゾール、クリンダマイシン
× βラクタマーゼ阻害薬非配合ペニシリン、ほとんどのセフェム系

- ここでの嫌気性菌は、横隔膜から下にいる *Bacteroides fragilis* を念頭に置いている。
- 嫌気性菌をカバーする抗菌薬を知っていると、ピペラシリン・タゾバクタムを薬疹などで使えなくなった際の代替レジメンを組み立てやすい。
- 例えば、セフメタゾール以外のセフェム系抗菌薬を腹腔内感染症に使う場合は嫌気性菌が手薄になりやすい。このような場合にはメトロニダゾールを併用することで嫌気性菌カバーを強化できる。
- メトロニダゾールが何らかの理由で使えない場合は、クリンダマイシンで代用できる。ただし、*B. fragilis* の耐性化が問題で、メトロニダゾールにはどうしても見劣りする。また、クリンダマイシンは *Clostridioides difficile* 腸炎のハイリスク薬でもある。

腸球菌をもう少し深く知る

- アンピシリンやペニシリン G で十分間に合う *Enterococcus faecalis*
- 抗 MRSA 薬が必要になることの多い *E. faecium*
- いずれにしてもセフェム系は NG

- 臨床現場で遭遇する腸球菌の大部分が *E. faecalis* で、*E. faecium* も時々見かける。ただし、移植医療などで抗菌薬の使用量が多い場面だと、*E. faecium* を見る機会が増える。
- *E. faecalis* はアンピシリンやペニシリン G で十分カバーできるのだが、*E. faecium* はバンコマイシンなどの抗 MRSA 薬を使う必要があることが多くて手を焼く。筆者は「フェシウム」に「シ」が含まれるのに注目して「死ねる」とインプットしたが、これは不謹慎。他の覚え方としては、菌名末尾の「m」を抗 MRSA 薬とリンクさせて記憶する。
- しつこいようだが、腸球菌とリステリアがセフェム系の天敵であることは、そろそろ覚えていただけたであろうか。第 114 回医師国家試験でも出題実績があるから、医学生にとってもそのうち常識になるのではと思う。

Lesson 腹水検体で発育する *E. faecium* を叩くべきか

　感染症科医としてコンサルタントをやっていると、しばしば消化器外科から腹水中の *E. faecium* をカバーするべきか相談を受ける。判断材料はいくつかあるが、大きく①患者の状態が改善傾向かどうか、② *E. faecium* が清潔検体から検出されたものかどうかの2点に注意したい。まず、患者状態が悪化しているようであれば、他の原因を除外の上で *E. faecium* の追加カバーを考慮する。逆に、患者状態が悪化していないようであれば、積極的にはカバーしない。また、*E. faecium* の出どころとなった検体の採取方法も重要である。例えば、長期間留置しているドレーンからの排液から *E. faecium* が検出される場合、その *E. faecium* は腹腔内にいるかもしれないし、ドレーンの中だけに住み着いているのかもしれない。このような場合には、*E. faecium* をカバーせずに経過観察できることが多い。一方で、留置した直後のきれいなドレーンからの排液や腹腔穿刺での腹水検体など、清潔であるべき検体から *E. faecium* が検出される場合には、腹腔内に感染を起こしている可能性が高くなるため、患者状態が悪化しないか警戒して経過観察するようにしている。なお、血液培養で *E. faecium* が発育した場合はさすがにカバーを追加する。

基本道具 5　発熱性好中球減少症

色々な免疫不全を区別する

- 発熱性好中球減少症：抗がん化学療法、造血幹細胞移植など
- 液性免疫障害：脾臓摘出術後、肝硬変など
- 細胞性免疫障害：ステロイド、免疫抑制剤、HIV/AIDS、糖尿病など

☐ 一口に免疫不全といっても、そのタイプによって感染しやすい病原体や緊急性が大きく異なる。例えば、「ステロイドを使っている患者だから可及的速やかに緑膿菌をカバーする」という発言をよく耳にするが、これはロジックとしては誤り。

☐ 発熱性好中球減少症と液性免疫障害は、感染を生じた際に数時間の経過で死に至る可能性があるので、超緊急での経験的治療が必要である。

☐ 一方で、細胞性免疫障害ではそこまで急がない傾向にある（クリプトコッカス髄膜炎などは例外）。むしろ、細胞性免疫障害下での感染症は鑑別診断が非常に多いため、治療前の精査に力点が置かれやすい。

☐ 発熱性好中球減少症では、グラム陽性球菌、グラム陰性桿菌、カンジダ、アスペルギルスによる感染症をよく見るが、特に急速かつ致死的な経過をたどるのがグラム陰性桿菌による感染症である。中でも緑膿菌には注意を要し、経験的に緑膿菌をカバーする抗菌薬を使用する。

☐ 液性免疫障害では、莢膜を持つ病原体による感染症に注意する。具体的には、肺炎球菌、インフルエンザ桿菌、髄膜炎菌、緑膿菌、クリプトコッカスなどで、発熱時などは最低でも肺炎球菌を確実にカバーしておきたい。脾臓摘出術前には肺炎球菌ワクチンを接種することで、脾摘後重症感染症（OPSI）を少しでも予防するようにしたい。

☐ 細胞性免疫障害は、とにかく鑑別診断が多くなりがちである。ウイルスであれば、水痘帯状疱疹ウイルスやサイトメガロウイルスを含むヘルペスウイルス科が感染しやすい。細菌であれば、レジオネラ、リステリア、結核や非結核性抗酸菌（マイコバクテリウム）、ノカルジア、サルモネラ、黄色ブドウ球菌が感染しやすく、「LLMNSS」と記憶する。真菌であれば、ニューモシスチス、カンジダ、アスペルギルス、クリプトコッカスがよく知られる。このように、細胞性免疫障害では鑑別すべき病原体があま

りにも多く、患者状態が許せば診断に時間と労力を割くことが望ましい。

> **発熱性好中球減少症の治療の大きな流れ**
>
> ・各種培養を採取の上で、経験的に緑膿菌をカバーする抗菌薬を使用
> ・解熱し、好中球数が 500/μL 以上まで回復するまでじっと我慢
> ・全身状態と好中球数の回復後、抗菌薬の de-escalation や終了を考える

☐ 発熱性好中球減少症は、好中球が 500/μL 未満に減少している、あるいは 1,000/μL 未満で 48 時間以内に 500/μL 未満になると予測される場合に、体温が 37.5℃以上に発熱した状態を指す。

☐ 先に述べた通り、発熱性好中球減少症の患者に対しては超緊急で経験的治療を開始して緑膿菌をカバーするべきである。ただし、これは熱源精査をおざなりにしてよいことを意味しない。最低限度として、血液培養など各種培養検体を提出しておく。

☐ もちろん、問診や身体診察もおざなりにしない。特に消化管の入口と出口には注目したい。口腔内アフタや齲歯からの感染や肛門周囲膿瘍を警戒するわけである。もっとも、好中球数が減っている以上、炎症が目立たず、患者が症状を訴えないこともよくある。このような場合、好中球数が回復して炎症を起こせるようになった段階ではじめて症状が出現することもあるので、経時的なフォローを心がける。

☐ 好中球数が回復するまではじっと我慢して、抗菌薬の de-escalation や終了を急がない。危機的状況において、急いては事を仕損じるのである。一方で、好中球数が回復しさえすれば、危機はひとまず去ったと考えて、抗菌薬の de-escalation や終了を考慮する。

> **抗緑膿菌薬**
>
> ・βラクタム系：ピペラシリン、ピペラシリン・タゾバクタム、セフタジジム、セフェピム、カルバペネム系、アズトレオナム
> ・非βラクタム系：アミノグリコシド系、キノロン系、コリスチン

☐ 発熱性好中球減少症に備えるためにも、緑膿菌に活性を持つ抗菌薬は知っておきたい。基本はβラクタム系で、ピペラシリン・タゾバクタム、

セフェピムなどが頻用される。カルバペネム系としては、メロペネムなどが緑膿菌に活性を持つが、テビペネムや ertapenem は例外的に緑膿菌に活性を持たない。
- □ アミノグリコシド系としては、ゲンタマイシンやアミカシンをよく使うが、腎毒性や聴毒性があり、薬物血中濃度モニタリングが必須である。また、単剤で使うことは少なく、大抵の場合はβラクタム系やキノロン系と併用する。
- □ キノロン系としては、シプロフロキサシンとレボフロキサシンをよく使う。シプロフロキサシンはグラム陰性桿菌への活性が強い。一方で、レボフロキサシンは肺炎球菌や黄色ブドウ球菌などのグラム陽性球菌への活性が強化されている。注意点として、モキシフロキサシンは緑膿菌に対して活性を持たない。
- □ コリスチンは、ポリペプチド系に分類される抗菌薬だが、腎毒性が極端に強いため、非常に扱いづらい。多剤耐性緑膿菌感染症など、その用途は限られる。
- □ 本書のレベルを逸脱するが、多剤耐性緑膿菌に対するコリスチン以外の治療オプションとしては、セフトロザン・タゾバクタムや ceftazidime-avibactam などが挙げられる。

第2部

第二選択薬を使う場面の感染症診療

<登場人物紹介>

H

Y世代指導医。かつては「ゆとり世代」とバッシングを受けた世代ではあるが、なんやかんやで現在は医療現場を最前線で支えている。駆け出しの頃に指導医から熱血指導を受けた経緯があり、後輩に同様の指導を行おうとするが、だんだんとZ世代との世代間ギャップに困惑するようになり、最近は教育に億劫になっていた。いまでは活字上でのみ熱血になれる模様。

S

Y世代とZ世代の過渡期にあたる後期研修医。初期研修医の時に野戦病院で勤務していたため、よく遭遇する疾患に対してはそつなく対応することができ、自信もある。一方で、英語が苦手であり、文献を読んでいないせいで抄読会のたびに周囲にコンプレックスを感じている。指導医から知識を盗もうという気概があり、指導医Hにとっては教え甲斐のある後輩である。

<凡例>

Column内、「○:定番処方」「△:優先順位の下がる処方」となる。

はじめに

　筆者は現場で日々、多くのスタッフと協力して診療に携わっている。その中には、研修医などの後輩も含まれており、患者を前に教えたいことが山ほどある。ところが、この頃はパワハラを起こさないよう気を遣う世の中である。パワハラとは、職場内での優位性や立場を利用して、労働者に対して業務の適正範囲を超えた叱責や嫌がらせを行う行為のことで、実際的には業務の適正範囲内でも後輩が嫌がれば、パワハラと認定されてしまうこともあるらしい。すると、後輩に対して「ポジ出し」はできても、「ダメ出し」をしづらいわけである。「ポジ出し」だけで伸ばせる後輩もいるが、吉田松陰から見た高杉晋作のように、それだけではうまく伸ばせない後輩もいるわけで、教育者にとってはマコトに難しいご時世だ。そして、小心者の筆者には、後輩に対して厳しく指導するだけの度胸がない。

　そんな筆者に訪れた転機が、今回の執筆依頼である。普段後輩たちにできない感染症診療にまつわる「ダメ出し」を、架空の指導医Hと専攻医Sとの対話形式で思う存分できるではないか！　こうすれば普段なかなか口に出せないような少々うるさいコメントをしても、（おそらくは）誰も不愉快にならないだろう。そういうわけで、第2部では、筆者がいつも言いたくてしょうがないけれども、実際には周りに遠慮して絶対に言わないことを、H先生にマシンガンのようにまくし立ててもらっている。

　冗談はこれくらいにしておき、第2部では日常診療でよく遭遇する細菌感染症を題材に、基本的事項を重点的に説明した。ここで扱う基本的事項は初歩的なものばかりだが、あまりにも初歩的であるがゆえに、実際の医療現場で忘れ去られがちである。「千丈の堤も蟻の一穴より崩れる」とはよく言ったもので、基本のできていない脊髄反射的な医療では、変則的な症例に対応しきれない。逆に基本がしっかりしていれば、基本から外れた症例に遭遇した瞬間に「何かがおかしい」と察知でき、失敗を防ぐ方向へと手を打てるものである。場合によっては、その症例の特殊性を言語化して、症例報告を書くこともできてしまうだろう。

　感染症診療における変則といえば、何らかの理由で第一選択薬を使えないこともこれに該当する。実に抗菌薬を使用する患者の5人に1人が何らかの

副作用を経験する。そのような場合に、第二選択薬をどうするか悩んでしまう読者も多いのではないだろうか。そこで、第2部では抗菌薬の第二選択薬以降の治療オプションも意識した記述を心がけた。筆者が東大感染症内科で働いていた時に、大先輩にあたる龍野桂太先生が仰っていた言葉が印象に残っている。「事前にバックアッププランを3～4つ準備できて、はじめてプロとして仕事ができる」（算多きは勝ち、算少なきは勝たず）。「使える材料はすべて使いきる。材料がなければ、多少強引にでも探し出す」（死中に活を求む）。第2部は、数多ある抗菌薬の持てる力を最大限に発揮するためのストラテジーともまとめられるだろう。

第2部　第二選択薬を使う場面の感染症診療

症例1　30歳男性の「溶連菌咽頭炎」

症　例

特に既往歴のない30歳男性。3日前から発熱と咽頭痛があり、市販薬を内服して経過をみていたが、咽頭痛が増悪したために来院した。周囲に流行している感染症はなく、特記すべきアレルギー歴もない。市販の総合感冒薬以外に内服薬もない。意識清明で、体温39.1℃、血圧124/78 mmHg、脈拍数110 bpm・整、SpO_2 98％（室内気）、呼吸数16/分。右扁桃に発赤腫脹を認め、白苔を伴っている。右前頚部に圧痛を伴うリンパ節腫脹を数個認める。肺音には異常はない。

安易に「かぜ」と診断しない

「S君、早速だけどこの症例は何だろう」

「かぜですね。アセトアミノフェンでも飲んでいれば治るやつです」

「コラッ！」

「冗談ですよ！　ここで『かぜ』って誤診しておかないと話を進めにくいでしょうし」

「かえって回りくどいなぁ……じゃあ、どこが『かぜ』と違う？」

「『かぜ』の場合、咽頭痛、咳、鼻汁といった症状が均等に出ていないといけないですが、今回の症例は咽頭痛に寄り過ぎです」

「いかにも。『のど・せき・はな』が揃うと、『かぜ』らしい。あと、『かぜ』では熱が多少出てもいいけど、今回はちょっと高熱過ぎるかもしれない。インフルエンザなどでは高熱が出るのが自然だけどな」

Centor 基準を押さえよう

「それで、今回は溶連菌咽頭炎だと思ったわけです」

「ほほう……その心は」

「Centor 基準で 4 点ですからね（表 1-1）」

「うむ。初期研修で学ぶべき基本はできているな。溶連菌咽頭炎の診断のゴールドスタンダードは咽頭培養だが、実際には結果が出るまで時間がかかる関係で Centor 基準を活用する。一応、修正 Centor 基準も示しておくけど、これは小児の方が成人よりも溶連菌咽頭炎にかかりやすいことなどを反映した基準だ。今回は簡便のためにオリジナルの Centor 基準で話を進めてしまうけどな」

表 1-1　Centor 基準 [1, 2)]

オリジナルの基準	評価
1) 38℃以上の発熱（1 点） 2) 圧痛を伴う前頸部リンパ節腫脹（1 点） 3) 白苔を伴う扁桃の発赤（1 点） 4) 咳嗽なし（1 点）	4 点：高リスク 2〜3 点：中リスク 1 点以下：低リスク
修正基準	
5) 年齢＜ 15 歳（1 点） 6) 年齢＞ 45 歳（− 1 点）	

「ところで先生、こんなに早く診断をつけてしまったら、この症例の尺が短くなってしまいますよ」

「大丈夫だ！　溶連菌咽頭炎を題材に学べることは結構多い」

「そうなんですか」

Centor 基準をどう意思決定に活かすか

「早速だけど、この患者さんでは Centor 基準が 4 点（満点）だった。先生はこの情報をどう役立てるのかな？」

「検査前確率が高いので、診断を確定するために溶連菌迅速抗原検査を行います」

「なるほど、陽性と出たら溶連菌咽頭炎と診断して抗菌薬を処方するってことだな。逆に陰性と出たらどうする？」

「ええと……」

「迷うよね。陰性の場合でも、検査前確率が高いせいで、検査後確率もそれなりに残るので、結局は偽陰性の可能性を否定できない（**表1-2**）」

表 1-2 Centor 基準と溶連菌迅速抗原検査 [1]

点数	検査前確率	迅速抗原検査	検査後確率
0	2.5%	陽性	19%
		陰性	0%
1	6.5%	陽性	38%
		陰性	1%
2	15%	陽性	61%
		陰性	2%
3	32%	陽性	81%
		陰性	5%
4	56%	陽性	92%
		陰性	12%

溶連菌迅速抗原検査の感度・特異度をそれぞれ 90% として計算

「……ということは、検査前確率が高い場合は、溶連菌迅速抗原検査を省いてしまうのもありということになるんですか？」

「うむ。そういう考え方もできてしまう。検査結果にかかわらず溶連菌咽頭炎の可能性ありとして抗菌薬を使ってしまうのであれば、検査をする意味もなくなってしまうからな」

「逆に、溶連菌迅速抗原検査のいい適応ってどういう時なんですか？」

「Centor 基準などで溶連菌咽頭炎の検査前確率が中途半端な時だな。具体的には 2〜3 点の時なんかは意思決定に使いやすいんじゃないかな」

「なるほどですね。そうしたら、今回は溶連菌咽頭炎ということで抗菌薬を使っちゃうのがよさそうです！」

溶連菌咽頭炎に抗菌薬は必須なのか

「そうだな。ただ、せっかくだからもう少しお勉強を。『溶連菌咽頭炎は抗菌薬を使わないと治らない』……マルか、バツか？」

「ええと、抗菌薬なしでも治ることがありますけど、合併症予防のために抗菌薬を使った方が……」

「溶連菌咽頭炎に抗菌薬を使うことでどのようなメリットがあるのか。予防できる合併症も予防できるとは限らない合併症もあって、そのあたりをせっかくだから整理しておこう」

Lesson 溶連菌咽頭炎で抗菌薬を使用する意義[3]

　溶連菌咽頭炎に対する抗菌薬使用の意義としては、症状の緩和と合併症の予防が挙げられる。ただし、ほとんどの患者では抗菌薬なしで数日もすると症状が治まってしまうので、抗菌薬が必須というわけでもない。溶連菌咽頭炎の化膿性合併症としては、急性中耳炎や後述する扁桃周囲膿瘍などが知られており、メタアナリシスによると抗菌薬の使用によってこれらの発生リスクを1/3以下に減らせることが示されている。また、非化膿性合併症としては、リウマチ熱の発生リスクを1/3程度まで減らせることも示されている。ただし、急性糸球体腎炎の予防効果については、質の高い研究が不足しており、現時点では結論がついていない状況である。

伝染性単核球症とその類似疾患を押さえよう

「あともうひとつ、言わなければいけないことがある」

「何でしょうか」

「Centor基準で高得点が出る疾患は溶連菌咽頭炎だけじゃない」

「もちろん、知っていますよ！　伝染性単核球症ですよね！」

「そうそう。医師国家試験で最近はよく出題されているみたいだから、覚えている後輩が増えてきた気がする」

「伝染性単核球症では後頸部リンパ節腫脹が特徴的で、肝脾腫が出ることがあるのが特徴なんですよね。このへんの知識は結構自信ありです！」

「ほう……、だがな、溶連菌ミミッカーは伝染性単核球症だけではない」

「えっ」

「伝染性単核球症といえばEpstein-Barrウイルスによる感染症のイメージが強いと思うけど、他の様々な病原体が似たような症候群を起こしてくるからまったく油断できないんだ（表1-3）」

表1-3　伝染性単核球症様症候群を起こす代表的病原体[4]

ウイルス	非ウイルス
呼吸器ウイルス* Epstein-Barrウイルス（EBV） サイトメガロウイルス（CMV） 単純ヘルペスウイルス（HSV） ヘルペスウイルス6型 コクサッキーウイルス ヒト免疫不全ウイルス（HIV）	A群β溶血性レンサ球菌 C群・G群レンサ球菌 マイコプラズマ 淋菌 ジフテリア菌 トキソプラズマ

*ライノウイルス、コロナウイルス、アデノウイルスなど

「急性HIV感染症も入るんですね！」

「そう！　性交歴を聴取しない限りは診断が難しい」

「うーん、でも喉が痛い患者さん全員に性交歴を片っ端から聞いていくのって大変だし、患者さんからも不審に思われはしないでしょうか？」

「まぁ、全員に聞く必要まではないと思うけどな。妙に長引く上気道症状とか、既往歴に性感染症や帯状疱疹があるとか、そういった小さな違和感を丁寧に拾い上げていくしかないと思う」

「なるほど」

見逃してはならない 5 killer sore throats ＋α

「さて、このあたりで伝染性単核球症様症候群からいったん離れるが……S君は『5 killer sore throats』なる言葉を知っておるかね？」

「急性喉頭蓋炎と扁桃周囲膿瘍しか出ません！」

「ということは、『5 killer sore throats』という言葉自体は知っているということだな（表1-4）。残りの3つは、咽後膿瘍、口腔底蜂窩織炎（Ludwig angina）、Lemierre症候群だ。これらはいずれも気道に炎症が及んで気道閉塞を招きかねない疾患だから、緊急度が極めて高い。咽頭痛が前面に出ている『かぜ』の患者さんでは、一瞬でもいいからこういった疾患の可能性を想起しておくといいだろう」

表1-4 致死的な咽頭痛「5 killer sore throats」

・急性喉頭蓋炎	・口腔底蜂窩織炎（Ludwig angina）＊
・扁桃周囲膿瘍	・Lemierre症候群＊＊
・咽後膿瘍	

＊首に手を当てて息苦しさを表現する様が狭心症（angina）と似る。また、舌が二重に見える様を「double-tongue sign」と表現する。
＊＊頚静脈の化膿性血栓性静脈炎。敗血症性肺塞栓症を高率に合併するため、CTの撮影範囲に頚部だけでなく胸部を含めるとよい。

「特に咽後膿瘍なんかは、首の後ろまで触診する癖がないと見逃すことがあるから注意しないといけないよな」

「なるほど、首の後ろまで触る癖があれば、伝染性単核球症の後頚部リンパ節腫脹も見逃しにくくなるから一石二鳥ですね」

「その通りだ。あとは、心血管疾患による放散痛で頭頚部痛が出ることがある。例えば、咽頭痛や歯痛がありえるんだけど、そういった症状が突然発症した時には急性心筋梗塞や大動脈解離に鑑別に入れるようにな」

「心血管疾患のような『詰まる・破れる・よじれる』系は、突然発症する点がポイントですよね（表1-5）」

「そうだな。超急性の経過をたどる感染症はあっても、突然発症する感染症はまずないと考えていい。感染症の場合は、数日かけてだんだんと調子が悪くなっていく急性経過が基本形だ。もちろん、結核や真菌感染症なんかの場合は、例外的に慢性経過で進行することもあるから、そのあたりは過信しない方がいいけどな」

表 1-5 疾患の発症様式と代表的疾患群

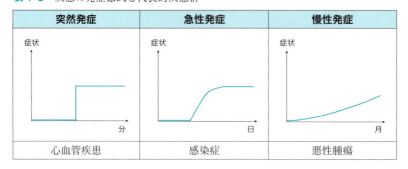

溶連菌咽頭炎への抗菌薬選択

「そろそろ症例の話に戻って抗菌薬を選んでもいいですか？」

「すっかり脱線していた。オッケーだ！」

「腎機能正常な若年者ですし、アモキシシリン 500 mg、1 日 3 回（1,500 mg/ 日）経口投与を 10 日間で！」

「うん。それでいい。ただ、ここでひとつ問題がある。溶連菌咽頭炎だとほぼ確信していても、伝染性単核球症を微妙に否定しかねる症例ってたまに見かけないか？」

「微妙に肝障害がある時とか、後頸部リンパ節が少し腫れているような気がする時とか……」

「そうそう。もし伝染性単核球症だったとしたら、アモキシシリンだと何か不都合が生じないだろうか？」

「皮疹が出やすい！」

「その通り。伝染性単核球症の患者さんにアミノペニシリンを使うと皮疹が出現しやすい。アミノペニシリンというのは、名前の通りアミノ基付きのペニシリンで、アモキシシリンやアンピシリンが該当するな」

「そういう時は何を使えばいいんですか？」

「考えてごらん。βラクタム系の中でも特に皮疹が出やすいのがアミノペニシリンだと考えると……」

「他のβラクタム系なら使えるかもしれない……溶連菌をカバーできるもの、できれば経口かぁ……。セファレキシンはどうでしょう？」

「悪くないな。溶連菌をカバーできる上に、スペクトラムはそこまで広すぎないからちょうどいい選択肢だ。ただし、アミノペニシリン以外のβラクタム系でもしばしば皮疹を生じるから、非βラクタム系の選択肢も知っておきたいところだ」

「うーん、βラクタム系以外だと何がいいんだろう……」

「クリンダマイシン」

「クリンダマイシンですか」

「そう。クリンダマイシンはアンチョコ（p. 14）では嫌気性菌をカバーする抗菌薬として提示したが、グラム陽性球菌も結構カバーするんだ」

「なるほど、溶連菌をカバーできるわけですね」

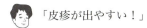「意外と使用機会があるから、知っておくといいかもしれないな」

症 例 〜その後〜

Centor 基準で4点と高リスクであり、溶連菌咽頭炎の可能性が高いと考えた。溶連菌迅速抗原検査については、結果にかかわらず治療方針は変わらないと考えて、敢えて実施しなかった。溶連菌咽頭炎として、アモ

キシシリン 500 mg、1 日 3 回経口投与（1,500 mg/ 日）で治療を開始した。もし副作用などが生じる場合にはクリンダマイシン 300 mg、1 日 3 回経口投与（900 mg/ 日）に変更する予定としたが、幸いにして副作用は生じなかった。患者は治療 2 日後には解熱しており、咽頭痛も改善した。アモキシシリンは合計 10 日間継続した。

Take Home Message

- 溶連菌咽頭炎に限らず、検査前確率を意識した診療をするべし
- 伝染性単核球症など、咽頭痛を生じる疾患の鑑別診断を知っておくべし
- アモキシシリンの代替薬として、セファレキシンやクリンダマイシンを押さえるべし

出典

1) Centor RM, et al. The diagnosis of strep throat in adults in the emergency room. Med Decis Making. 1981; 1: 239-246.
2) McIsaac WJ, et al. A clinical score to reduce unnecessary antibiotic use in patients with sore throat. CMAJ. 1998; 158: 75-83.
3) Spinks A, et al. Antibiotics for sore throat. Cochrane Database Syst Rev. 2013; 2013: CD000023.
4) Luzuriaga K, et al. Infectious mononucleosis. N Engl J Med. 2010; 362: 1993-2000.

Column

アンピシリン&アモキシシリンの代替薬

アンピシリン & アモキシシリンのスペクトラム

- グラム陽性球菌：肺炎球菌、レンサ球菌、腸球菌
- グラム陰性桿菌：あまりカバーしない
- 嫌気性菌：横隔膜から上の嫌気性菌（*Fusobacterium* 属など）

☐ アンピシリン（静注）やアモキシシリン（経口）のスペクトラムは、①ブドウ球菌を除くグラム陽性球菌、②横隔膜から上の嫌気性菌である。

☐ アンピシリンやアモキシシリンが第一選択薬になる状況としては、溶連菌咽頭炎が代表的である。他には、肺炎球菌、レンサ球菌、腸球菌などの単独感染でも使うことがある。なお、細菌性髄膜炎でリステリアの関与を疑った場合、セフトリアキソンなどにアンピシリンを併用する。

☐ 腸球菌とリステリアは風変わりな細菌で、ペニシリン系でカバーできるくせにセフェム系ではカバーできないという特徴がある。

βラクタム系での代替薬

△ ペニシリン系：アンピシリン・スルバクタム、アモキシシリン・クラブラン酸
○ セフェム系：セファゾリン、セファレキシン → レンサ球菌狙い

☐ アンピシリンやアモキシシリンの代替薬として、セファゾリンやセファレキシンを使うことがある。例えば、溶連菌咽頭炎を疑っている中で伝染性単核球症の可能性を除外できず、アミノペニシリンを使いづらい状況が挙げられる。注意点として、セフェム系は腸球菌やリステリアに活性を持たない点に注意する必要がある。

☐ アンピシリン・スルバクタムやアモキシシリン・クラブラン酸は、βラクタマーゼ阻害薬が加わる分だけスペクトラムが広がる。ただ、

スペクトラムがかなり広くなるため、抗菌薬適正使用の観点からはなるべく避けたい代替薬と言えるだろう。

> **非βラクタム系での代替薬**
>
> ○ リンコマイシン系：クリンダマイシン → レンサ球菌狙い
> △ キノロン系：レボフロキサシン → 肺炎球菌狙い
>
> ☐ 溶連菌感染症に対してはクリンダマイシンが比較的使いやすい。近年、溶連菌が耐性化傾向にある点には注意が必要だが、アンピシリンやアモキシシリンの代替薬として活躍を期待できる。
> ☐ 肺炎球菌性肺炎に対してはレボフロキサシンを使うことがある。ただし、一部の溶連菌が耐性化傾向にある点には注意。

症例 2　70歳女性の「蜂窩織炎」

症例

高血圧症、2型糖尿病、慢性心不全のある70歳女性。昨日までは問題なく過ごしていたが、本日から自宅で動けなくなっているところを家族が発見して救急要請、当院に搬送された。アムロジピン、カルベジロール、フロセミド、グリメピリド、ビルダグリプチンを内服しており、アレルギーはない。意識清明で、体温39.4℃、血圧135/89 mmHg、脈拍数108 bpm・整、SpO_2 92％（室内気）。右下腿に発赤・腫脹・熱感があり、両下腿に軽度の圧痕性浮腫を認める以外、身体所見に特記すべきことはない。血液検査では、白血球数24,800/μL、ヘモグロビン14.1 g/dL、血小板数16万/μL、尿素窒素20.5 mg/dL、クレアチニン0.72 mg/dL、CRP 10.4 mg/dLであった。尿定性検査では、白血球も亜硝酸塩も陰性だった。また、インフルエンザ迅速抗原、SARS-CoV-2 PCRは陰性だった。

蜂窩織炎は視診で診断

「H先生、70歳の蜂窩織炎の女性が入院してきました」

「蜂窩織炎であってそう？」

「見たところ、蜂窩織炎でよさそうです（図2-1）」

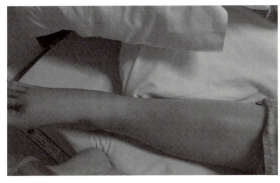

図2-1　症例の肉眼所見

「なるほどな」

「ちなみに CT はこんな感じです（図 2-2）」

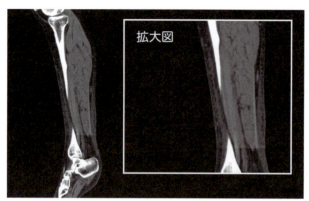

図 2-2　症例の単純 CT 所見

「右下肢で脂肪織濃度が上昇していますよね」

「うーん、蜂窩織炎は視診での臨床診断だから CT は要らんと思うけどな。超音波検査で浮腫状（石垣状）の真皮を描出することはあるけど（図 2-3）。不必要に患者さんを放射線に被曝させちゃいかん」

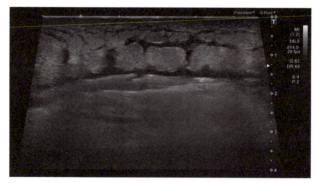

図 2-3　症例の下肢超音波所見

「壊死性筋膜炎を否定しておきたいなと思って」

「壊死性筋膜炎は CT では必ずしも否定できない。もし壊死性筋膜炎を疑うのなら、即座に整形外科の先生を呼んで病変を開いた方がいいな」

Lesson 壊死性筋膜炎と画像検査[1-3]

　蜂窩織炎の患者に対して、壊死性筋膜炎を除外するために「念のため」画像検査が行われているのをよく見かける。確かにメタアナリシスでは壊死性筋膜炎の診断における CT の感度が 88％、特異度が 93％と出ており、それなりには壊死性筋膜炎の除外に役立ちそうである。しかし、実臨床ではガス像や深部筋膜の液体貯留に注目する医師が多く、こういった「いかにも」な所見は壊死性筋膜炎に対する感度が低い。例えば、ガス像は感度 44％、特異度 61％、深部筋膜の液体貯留は感度 46％、特異度 94％と報告されている。つまり、先のメタアナリシスでの高い感度・特異度は皮膚軟部組織感染症の非特異的な所見も含めて計算されている点に注意が必要で、CT では必ずしも蜂窩織炎と壊死性筋膜炎を識別できないと考えるのが賢明だろう。

呼吸数を大切に

「それとちょっと気になっていることがある」

「何ですか」

「呼吸数が記載されていない。自分が医者になった頃、だいたい 2017 年頃の話だけど、徳田安春先生が講演会で『よい研修病院と悪い研修病院の見分け方を教えてください』と質問を受けた時に『呼吸数がちゃんとカルテに書いてあるかで判断しなさい』みたいなことを仰っていたのが妙に印象に残っているんだよ」

「実際のところ、呼吸数って役に立つんですか？」

「仮に SpO$_2$ が室内気で 100% でも、死に物狂いで呼吸を繰り返してそれを維持しているようじゃ、健全とは言えないよね」

「なるほどですね」

「それと、呼吸数が 30/分を越える疾患は少なくて、基本的には過換気症候群と敗血症のどっちか」

「ソースは？」

「お世話になった総合診療医の先生方がそう言ってた」

「エキスパートオピニオン！　全然 EBM になってないじゃないですか！」

「呼吸数は変動が激しいから臨床研究しにくいんだよ。ただ、この口伝にはだいぶ助けられているのも事実で、アナフィラキシーだと思っていた患者さんが実は敗血症だったり、過換気で繰り返し搬送されている患者さんが絞扼性腸閉塞＋腸内細菌菌血症だったり……」

「過換気症候群もどき、怖いですね」

蜂窩織炎を見たら侵入門戸を探せ

「そうなんだよ。ところで、下肢を見て気づいたことはないかい？」

「病変周囲のお肌がきれいです」

「いやぁ、それはどうだろう……（笑）。下腿はつやがあるかもだけど、足が乾燥してゴソゴソしていない？」

「言われてみれば」

「こういった皮膚バリアの破綻部から菌が侵入して蜂窩織炎を作るんだ（表 2-1）。アトピー性皮膚炎の患者さんでは特に注意したい」

表 2-1 蜂窩織炎のリスク因子[4]

皮膚バリアの破綻	免疫不全
・外傷（例：手術、熱傷、挫滅症候群、開放骨折、静注薬物使用、動物咬傷） ・皮膚疾患（例：潰瘍、白癬、皮膚炎） ・静脈・リンパ還流不全 ・腋窩・骨盤リンパ節郭清術後 ・リンパ浮腫 ・肥満症 ・慢性静脈不全症	糖尿病 肝硬変 好中球減少症 ヒト免疫不全ウイルス感染症 移植または免疫抑制剤
	その他
	末梢動脈疾患 ホームレス 蜂窩織炎の既往

「リスクといえば、この患者さんは2型糖尿病がありますね。HbA1c 7.5％だからひどくコントロールが悪いわけじゃなさそうですけど」

「そうだね、そういったリスク因子への地道な管理が蜂窩織炎の予防につながることもある」

蜂窩織炎への抗菌薬選択

「そろそろ抗菌薬入れちゃっていいですか？ 血液培養は提出しました」

「どれにするの」

「第1世代セフェムのセファゾリンで」

「その心は」

「蜂窩織炎の代表的な起因菌がブドウ球菌とレンサ球菌で、この患者さんはひどい免疫不全を抱えているわけでもないので、差し当たってはこのふたつの細菌グループをカバーできればいいのかな、と」

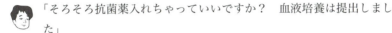
「*Staphylococcus* 属と *Streptococcus* 属の『S & S』をカバーしたいからセファゾリンにする。全身状態が悪いわけではないから、メチシリン耐性株のブドウ球菌は初手でカバーせず様子を見ておく。いいんじゃないか」

「こう言わないと先生に叱られますから」

「そりゃあ、『蜂窩織炎だからセファゾリンを使います』じゃ、ロジック不在だからさすがにまずいよ。脊髄反射的医療では実力がつかない」

「それで先生のアンチョコ（p. 7）を使って勉強したんです」

「オッケー。じゃあ、セファゾリンが使えない時はどうするの？」

「アレルギーが出た時の備えですか？」

「まぁ、それもあるけど、抗菌薬の供給不足問題が時々起こるから」

> **Lesson**
>
> **セファゾリン供給不足問題**
>
> セファゾリンと聞くと、2019年に起こった騒動を思い出す読者もいるかもしれない。当時、日本で使われるセファゾリンのシェアの6割を日医工が占めていたが、イタリア企業から調達していた原薬に異物が混入したり、中国企業が原薬の基本物質の提供を停止したりといった問題が重なった結果、日医工がセファゾリンの供給を9か月にわたって停止してしまった。その結果、医療現場ではセファゾリンの在庫が不足してしまい、特に周術期抗菌薬として同薬を頻用していた手術室を中心に混乱を生じたのである。

「使い慣れた抗菌薬の在庫がないって悪夢だなぁ。でも、結局はブドウ球菌とレンサ球菌をカバーできればいいんですよね」

「その調子！」

「じゃあ、第3世代セフェムのセフトリアキソンで」

「おいっ！」

「えっ。間違ってないですよね」

「間違っていないけど、ちょっとスペクトラムが広すぎる。グラム陰性桿菌を色々とカバーしている分が余計だな」

「そうしたら、セフォチアムはどうですか？ 第2世代。少しだけスペクトラムが狭くなりますよ」

「セフォチアムはありだね。セフトリアキソンは、セフォチアムの在庫がなかったら選択肢に繰り上げられるのかもしれない」

「アンピシリンはちょっと狭すぎですよね」

「レンサ球菌はカバーするけど、ブドウ球菌がいまひとつ。ただ、アンピシリン・スルバクタムだったらブドウ球菌もカバーするから、ありだね」

「他が全然思いつかないんだよなぁ……」

「ここまで出てきたのは全部βラクタム系だったよね。非βラクタム系だったらどうだろう」

「キノロン系で」

「それはいかん。キノロン系は経口製剤がある抗菌薬の中で唯一、緑膿菌をカバーできるグループだから温存しないとダメだわ。あと、A群β溶血性レンサ球菌が耐性を獲得し始めている」

「(ハッ……！) クリンダマイシン！ 溶連菌で思い出しました！」

「そう！ クリンダマイシンはセファゾリンの代替薬として重要だ。ブドウ球菌とレンサ球菌を両方カバーしてくれるからな」

「でも、第二選択ですよね。セファゾリンと比べて何か問題でも？」

「エリスロマイシン耐性の黄色ブドウ球菌は、クリンダマイシンを使っていると耐性化することがある。だから、エリスロマイシン感受性だったらそんなに気にしなくてもよいけど、エリスロマイシン耐性の場合は D-zone test という特殊な検査をしてから使った方がいいな」

「マニアックですね」

「うむ。ちょっとマニアックだし、『そんなものか』くらいに聞き流してもらって大丈夫だ。詳しくは成書を読んでほしい」

「そういえば、クリンダマイシンが蜂窩織炎に使われているの、見たことがありました」

「そんな感じで、蜂窩織炎に対する第二選択薬としてクリンダマイシンを使えることは知っておくといいぞ。バンコマイシンも使えるけど、血中濃度測定の手間や腎障害などの問題を考えると、ちょっと手を出しにくい」

「この議論は周術期抗菌薬にも応用できそうですね」

「うむ。セファゾリンを使えない場合は代わりにクリンダマイシンやバンコマイシンを術前抗菌薬として投与する。これはβラクタム系にアレルギーの患者さんに対してよくやるプラクティスだ」

セファゾリンが効かない蜂窩織炎は曝露歴に注意

「なるほど。そういえば、脊髄反射的な『蜂窩織炎＝セファゾリン』がダメだって話がありましたけど、それで困ることがあるんですか？」

「ある。蜂窩織炎の起因菌は基本的にはブドウ球菌とレンサ球菌なんだが、患者背景や曝露歴次第では必ずしもそうとは限らないんだ（表2-2）」

「問診が大事ですね」

「大事だよー。頭頚部の蜂窩織炎ではインフルエンザ桿菌が起因菌になることだってあるんだ。そして、特殊な起因菌を狙って抗菌薬を選ぶ場合は、ガイドブックなどの信頼できる情報を片手に第一選択薬をちゃんと調べること」

「雰囲気で抗菌薬を選んじゃダメってことですね」

表 2-2 患者背景・曝露歴と蜂窩織炎の起因菌[4,5]

動物曝露・水系曝露	免疫不全
ネコ・イヌ咬傷	糖尿病
Pasteurella multocida	黄色ブドウ球菌
Capnocytophaga canimorsus	B 群レンサ球菌
ネズミ咬傷	嫌気性菌
Streptobacillus moniliformis	グラム陰性桿菌
ヒト咬傷	肝硬変
Eikenella corrodens	*Campylobacter fetus*
緑色レンサ球菌	*Vibrio vulnificus, V. cholerae*
風呂水曝露	*C. canimorsus*
緑膿菌	腸内細菌目細菌（例：大腸菌）
非結核性抗酸菌	緑膿菌
淡水曝露	慢性腎臓病
Aeromonas hydrophilia	*V. vulnificus, V. alginolyticus*
水槽水曝露	髄膜炎菌
Mycobacterium marinum	大腸菌
魚介類加工	好中球減少症
Erysipelothrix rhusiopathiae	緑膿菌

「うむ。例えば、肝硬変が背景にある場合はビブリオ・バルニフィカス（*V. vulnificus*）が皮膚軟部組織感染症の起因菌になることがあるけど、その場合の抗菌薬レジメンは分かるかい？」

「いやぁ……セフトリアキソンですかねぇ？」

「半分正解。一般的には、そこにテトラサイクリン系を上乗せする」

「当たるわけがないでしょ……」

「そう、想像で当たるわけがない。ちゃんと調べないと標準治療から外れた治療をしてしまいかねない点には要注意だ。急がば回れだな」

「勉強になりました。今回はセファゾリン 1 g、8 時間毎 点滴静注（3 g/ 日）で治療しようと思います」

「治療開始とともに蜂窩織炎の辺縁もマーキングしとくといいよ。治療効果判定に役に立つから。拡大している場合は悪化だから気をつけてな」

〜〜 7 日後〜〜

「病変は縮小しているけど、なんだかすっきり治らないんだよな」

「まぁ、いいじゃないか。臨床経過自体はいいんだろ？」

「うーん、そうなんですけどね。37℃前後の微熱がずっとあって、中途半端な感じなんですよ。こういうのをカンファに出すと毎回『本当に効いているのか』ってしつこく聞いてくる先生がいて気が滅入っちゃって」

蜂窩織炎への非薬物治療

「よくあるやつだな。起因菌は既に死滅しているけど、炎症物質が残っているパターン。直接患者さんを診ている立場じゃないと、そこのところは判断しにくいだろう。特に蜂窩織炎のような四肢の病変だと、どうしても末端に炎症物質がたまってしまうイメージがある」

「イメージですか」

「イメージだな。確たる根拠があるわけじゃない。ただ、イメージも案外馬鹿にならないもので、炎症物質の『流れ』をよくすると蜂窩織炎の治りが早くなることはある」

「……と言いますと？」

「2014年に出た米国感染症学会のガイドラインでは、患肢の挙上が推奨されている。あと、患部がむくんでいるのであれば、弾性ストッキングを着用するのも炎症物質のドレナージ効果を期待できるな」

Lesson 蜂窩織炎の非薬物療法と「RICE」[6, 7]

　外傷治療では「RICE」が有名である。これは、安静（rest）、冷却（icing）、圧迫（compression）、挙上（elevation）の頭文字をとったものだが、特に後二者は蜂窩織炎でも一定の効果を見込める。患部圧迫については、慢性浮腫を背景とした再発性下肢蜂窩織炎の症例を対象とした

非盲検ランダム化比較試験がある。これによると、下肢圧迫群 41 名のうち 6 人で、対照群 43 人のうち 17 人で蜂窩織炎の再発がみられており、ハザード比 0.23（95％信頼区間 0.09 〜 0.59）と優れた成績を残している。米国感染症学会の勧める患肢挙上については、裏付けとなる研究が限られており、エキスパートオピニオンになっている感を否めないが、炎症物質を重力に従って患部からドレナージできるのを見込んで行う。

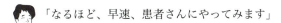
「なるほど、早速、患者さんにやってみます」

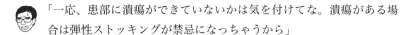
「一応、患部に潰瘍ができていないかは気を付けてな。潰瘍がある場合は弾性ストッキングが禁忌になっちゃうから」

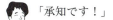
「承知です！」

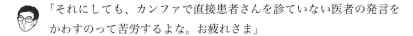
「それにしても、カンファで直接患者さんを診ていない医者の発言をかわすのって苦労するよな。お疲れさま」

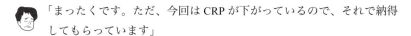
「まったくです。ただ、今回は CRP が下がっているので、それで納得してもらっています」

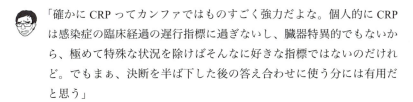
「確かに CRP ってカンファではものすごく強力だよな。個人的に CRP は感染症の臨床経過の遅行指標に過ぎないし、臓器特異的でもないから、極めて特殊な状況を除けばそんなに好きな指標ではないのだけれど。でもまぁ、決断を半ば下した後の答え合わせに使う分には有用だと思う」

「極めて特殊な状況とは？」

「重症熱性血小板減少症候群というマダニ咬傷で生じる疾患があって、重症になっていても単独では CRP が全然上がらないことで有名なんだ。西日本でお馴染みの疾患だけど、地球環境が変化するとわれわれ茨城県民でも診る機会があるかもしれない。あとはデング熱も CRP が比較的上がりにくい。他に日常診療で時々あるのは、発熱と高体温を識別したり、不明熱診療で詐熱を引っ掛けたりする時かなぁ」

「なるほど、面白いですね。CRP が上がっていないことを診断に活かす発想はなかったです」

症例　～その後～

セファゾリン1g、8時間毎 点滴静注（3g/日）で治療を継続しつつも、並行して弾性ストッキングによる右下肢の圧迫も行った。血液培養ではG群レンサ球菌（*Streptococcus dysgalactiae*）が発育し、その感受性を踏まえて入院7日目にセファゾリンをアモキシシリン500mg、1日3回経口投与（1,500mg/日）に変更した。この時点で体動は問題なくできており、臨床経過もよいと考えられたため、入院10日目に自宅退院した。抗菌薬治療は入院中を含め合計14日間継続したが、終了後の再燃は認めなかった。ただし、足病変を侵入門戸として今後も感染を生じる可能性があると考え、フットケアのために皮膚科を紹介した。

Take Home Message

- なぜ蜂窩織炎を生じたか、患者背景を聴取して考えるべし
- セファゾリンの代替薬としてクリンダマイシンを知っておくべし
- 非薬物療法も併用することで、蜂窩織炎からの治癒を促進するべし

出典

1) Fernando SM, et al. Necrotizing soft tissue infection: Diagnostic accuracy of physical examination, imaging, and LRINEC Score: A systematic review and meta-analysis. Ann Surg. 2019; 269: 58-65.
2) Mcgillicuddy EA, et al. Development of a computed tomography-based scoring system for necrotizing soft-tissue infections. J Trauma. 2011; 70: 894-899.
3) Bruls RJM, Kwee RM. CT in necrotizing soft tissue infection: Diagnostic criteria and comparison with LRINEC score. Eur Radiol. 2021; 31: 8536-8541.
4) Bystritsky R, et al. Cellulitis and soft tissue infections. Ann Intern Med. 2018; 168: ITC17-ITC32.
5) Raff AB, et al. Cellulitis: A review. JAMA. 2016; 316: 325-37.
6) Stevens DL, et al. Practice guidelines for the diagnosis and management of skin and soft tissue infections: 2014 update by the Infectious Diseases Society of America. Clin Infect Dis. 2014; 59: e10-52.
7) Webb E, et al. Compression therapy to prevent recurrent cellulitis of the leg. N Engl J Med. 2020; 383: 630-639.

Column

セファゾリン＆セファレキシンの代替薬

セファゾリン＆セファレキシンのスペクトラム

- グラム陽性球菌：ブドウ球菌、レンサ球菌
- グラム陰性桿菌：プロテウス・ミラビリス、大腸菌、クレブシエラ
- 嫌気性菌：あまりカバーしない

□ セファゾリン（静注）やセファレキシン（経口）の大雑把なスペクトラムは、①ブドウ球菌とレンサ球菌（*Staphylococcus* & *Streptococcus* でS＆S）、②プロテウス、大腸菌、クレブシエラ（PEK）である。一方で、嫌気性菌はあまりカバーしない。

□ S＆Sのカバーを生かして、蜂窩織炎の治療によく使われる。

□ PEKのカバーを生かして、膀胱炎や腎盂腎炎の治療に使うことも可能だが、地域によっては耐性化が進んでいる点には注意を要する。

βラクタム系での代替薬

- ペニシリン系：アンピシリン・スルバクタム、アモキシシリン・クラブラン酸
- セフェム系：セフォチアム、セフトリアキソン、セフォタキシム

□ セファゾリンの在庫が院内にない場合は、単純にセフェム系の世代を1〜2代進めて、セフォチアムやセフトリアキソンを使ってしまうのが最も理解しやすい。

□ S＆Sを狙っている場合は、アンピシリン・スルバクタムやアモキシシリン・クラブラン酸も代替薬になる。ただし、これらは大腸菌（E）の感受性率が低い点に要注意。

> **非βラクタム系での代替薬**
>
> ○ リンコマイシン系：クリンダマイシン → S＆S狙い
> ○ サルファ剤：ST合剤 → PEK狙い
> △ キノロン系：シプロフロキサシン、レボフロキサシン → 強いて言えばPEK狙い

- □ 蜂窩織炎でS＆Sを狙っている場合には、クリンダマイシンが代替薬として使いやすい。ただし、PEKなどのグラム陰性桿菌はカバーしない。
- □ 腎盂腎炎などの尿路感染症でPEKを狙っている場合には、ST合剤やキノロン系を使う方法も考えられる。ただし、ST合剤は妊婦に禁忌であり、キノロン系も原則として妊婦への投与を避ける。また、キノロン系は大腸菌（E）の耐性化が目に余る。
- □ ここで気になるのが、蜂窩織炎にST合剤やキノロン系を使えるかという問題。ブドウ球菌に対しては活性があるので一考の余地があるが、レンサ球菌に対しては耐性のこともあるため、起因菌が明確でない場合はそこまで積極的には使いづらいというのが正直なところである。

症例 3　40 歳男性の「蜂窩織炎」

症例

2型糖尿病のある40歳男性。HbA1c 12％で、糖尿病に対する教育入院を勧められてきたが、それを断ってきた経緯がある。3日前に散歩中に側溝に右足を引っかけて転倒してしまい、その後に右足背部の発赤・腫脹・疼痛が出現、数日かけて増悪した。40℃の発熱もあり、体動困難になってしまったために当院に救急搬送された。インスリン治療は受けておらず、メトホルミンとミチグリニドを内服している。また、アレルギーはない。意識清明で、体温 40.0℃、血圧 167/106 mmHg、脈拍数 136 bpm・整、SpO_2 100％（室内気）、呼吸数 20/分。右足背部に強い疼痛を伴う発赤・腫脹あり。右第4趾に挫創と膿付着あり。足関節の屈曲・伸展は可能で、周囲の感覚障害もない。血液検査では、白血球数 14,600/μL、ヘモグロビン 13.6 g/dL、血小板数 26万/μL、尿素窒素 22.6 mg/dL、クレアチニン 1.08 mg/dL、Na 136 mEq/L、K 4.3 mEq/L、Cl 101 mEq/L、CRP 27.2 mg/dL、随時血糖値 357 mg/dL、HbA1c 13.3％であった。

LRINEC スコアは壊死性筋膜炎の除外に有用か

「S君、蜂窩織炎の患者さんが入院したんだって？」

「そうなんですよ。40歳の男性ですけどね」

「妙に若くない？」

「糖尿病でHbA1c 12％ですから。蜂窩織炎のリスク因子でしたよね」

「まぁ、そうだね」

「それはそうと、ずっと『痛でぇー』ってうるさくて、大袈裟なんですよ。ソセゴン®がなかなか切れなくて」

「おっと！　急に壊死性筋膜炎が気になってきた……」

「大丈夫ですよ！　念のためCTも撮影してありますから（図3-1）。右足背が蜂窩織炎で腫れているんですけど、膿瘍はなさそうだし、ガスもないし、壊死性筋膜炎じゃないと思います」

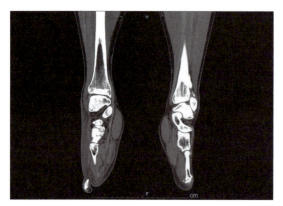

図3-1　症例の単純CT

「ちょいちょい！　この間、『CTで壊死性筋膜炎は除外できない』って言わなかったっけか？　それに病変が少し筋膜に食い込んでいるようにも見えるけど!?」

「まぁ、そうなんですけど、見た目が壊死性筋膜炎らしくないんですよ。壊死性筋膜炎って水疱性病変とか出てきますよね」

「まぁ、進行すれば水疱も出てくるけどさぁ……」

「それに、LRINECスコアでも壊死性筋膜炎じゃないんですよ。ほら、5点！（表3-1）」

表 3-1　LRINEC スコア[1,2]

項目	点数	項目	点数
CRP（mg/dL）	＜ 15（0 点） ≧ 15（4 点）	ナトリウム（mEq/L）	≧ 135（0 点） ＜ 135（2 点）
白血球数（/μL）	＜ 15,000（0 点） 15,000 〜 25,000（1 点） ＞ 25,000（2 点）	クレアチニン（mg/dL）	≦ 1.59（0 点） ＞ 1.59（2 点）
ヘモグロビン（g/dL）	＞ 13.5（0 点） 11.0 〜 13.5（1 点） ＜ 11.0（2 点）	血糖値（mg/dL）	≦ 180（0 点） ＞ 180（1 点）

合計 6 点以上で壊死性筋膜炎を疑う

「『ほら！』じゃねぇ！　LRINEC スコアはアテにならないんだって！」

「なぜです。みんな使っていますし、医者の常識なんじゃないんですか。それとも、先生はエビデンスの敵なんですか？」

「ちょっと落ち着きなさいって！　確かに LRINEC スコアは有名だよ。でも、ある程度進行しないと高得点にならない。実際、メタアナリシスでは特異度 80 〜 90％だけど、感度は 50％に満たないんだ」

Pain out of proportion を侮るな

「じゃあ、先生はこの患者さんが壊死性筋膜炎だと思っているんですね」

「うん（真顔）」

「その根拠は？」

「めちゃくちゃ痛がっているじゃん」

「それは患者さんのキャラではないんでしょうか？」

「いやいや。これは吾輩が学生だった時に東大病院救命救急センターの副センター長だった軍神正隆先生の格言なんだが、『Pain out of proportion をヒステリー扱いするな』って何度も仰っていたんだよ」

「先生が東大生だった頃の話だから、相当昔ですね」

「そう。当時の軍神先生は東大病院の中で塾のようなものを週1回開いていて、吾輩は2～3年そこに張り付いて勉強していた。Pain out of proportion を見たら、壊死性筋膜炎を疑って即切開しなさいって耳に胼胝ができるくらいには聞いたんだ」

「そのペイン何とかって何ですか？」

「痛みを訴えるんだけど、それが見た目よりもかなり強くて大袈裟な状態のことを言う（表3-2）」

表3-2 Pain out of proportion を訴える代表的疾患 [3]

システム	疾患
心血管系	大動脈解離や腎動脈解離などの動脈解離性疾患
筋骨格系	壊死性筋膜炎、コンパートメント症候群、骨折
消化器系	上腸間膜動脈閉塞症や虚血性腸炎などの腸管虚血
泌尿器系	尿管結石

「他に壊死性筋膜炎を疑うべき情報って何かあるんですか？」

「一応あるけど、そんなには多くないから、見逃しやすいんだよな（表3-3）。そんなことより、さっさと整形外科の先生を読んで試験切開だ！」

表3-3 壊死性筋膜炎を積極的に疑うべき所見 [4]

① 直近の手術歴
② 見た目の割に強い疼痛（pain out of proportion）
③ 低血圧
④ 皮膚壊死や出血性水疱

～～試験切開後～～

「なんか、ネクってたんですけど……」

「組織が完全に壊死していたよな。勉強になっただろ？」

「血は出ないし、ドロッとした膿が出るわけでもなかったし、サラッとした液体が出てくるんですね……」

「皿を洗った後の排水にちなんで『dish water』と形容することが多い」

「ところで、緊急デブリドマン後の管理ってどうすればいいんですか？」

「まずは抗菌薬から考えてみようか」

起因菌をカバーするための抗菌薬

「皮膚軟部組織感染症なので、グラム陽性球菌のカバーは必須ですよね」

「そうだな。そこは蜂窩織炎と共通だ」

「でも、深部の感染症で嫌気性菌が関与しないか心配なんですよね。グラム陽性球菌と嫌気性菌の同時カバーができる抗菌薬がいい気がします」

「うんうん」

「グラム陰性桿菌の優先順位は低そうなので、アンピシリン・スルバクタムなんかはいかがでしょうか？」

「ほほう、思考プロセスは悪くないな。ただ、ひとつ注意しないといけないのは、壊死性筋膜炎の致死率とか、そういった予後に関する情報だ。実際にグラム陰性桿菌が関与することもあるから、そこを外した時のリスクが許容範囲内かどうか……」

「（スマホを見ながら）死亡率30％！　やっぱりグラム陰性桿菌も意識して、ピペラシリン・タゾバクタムにしておいた方がよさそうですね」

「うむ。あとは、デブリ検体を後でグラム染色してみて、ブドウ球菌様の細菌が見える場合にはバンコマイシンを足すのがいいと思う」

「なるほど！　緊急手術のことばっかり考えていて、グラム染色のことを忘れていました！」

「まぁ、さっき整形外科の先生に嫌気容器に検体を確保するようお願いしたから、大丈夫だと思うけどな」

起因菌をカバーするため以外の抗菌薬

「ピペラシリン・タゾバクタム 4.5 g を 8 時間毎に点滴静注（13.5 g/ 日）……あれ？　クリンダマイシンがいつの間にかオーダーされている」

「あぁ、さっきオーダーしかけていたやつだ」

「ややこしいことしないでください！　それはそうと、グラム陽性球菌も嫌気性菌もピペラシリン・タゾバクタムでカバーできるのでクリンダマイシンは不要ですよね。キャンセルしておきます」

「待てぃ！　クリンダマイシンも現時点では入れておいた方がいい」

「うーん、抗菌薬の無駄遣いでは……」

「いやいや、ちゃんと意味はあるぞ。A 群 β 溶血性レンサ球菌が起因菌の場合、毒素産生を抑えてくれる効果があるんだ」

Lesson　クリンダマイシンによる毒素産生抑制効果[5]

A 群 β 溶血性レンサ球菌による侵襲性感染症に対して、β ラクタム系抗菌薬にクリンダマイシンを上乗せすることで治療成績が改善するという観察研究が複数ある。その機序としては、毒素産生抑制効果の他に、イーグル効果が生じないことなども挙げられる。β ラクタム系抗菌薬は盛んに分裂している細菌には効きやすいのだが、菌量が既に多くて細菌があまり分裂をしなくなった状況下では効きが悪くなることがあるのである。この現象を「イーグル効果」と呼ぶが、クリンダマイシンではこの現象が問題にならない。

「A群β溶血性レンサ球菌が培養で生えなかったら、クリンダマイシンをやめるわけですね」

「そういうことだ。A群β溶血性レンサ球菌が生えなかったら、B群レンサ球菌が生えようと、G群レンサ球菌が生えようと、クリンダマイシンの上乗せを中止する。効果が示されていない治療に固執する意味はないからな」

〜〜数時間後〜〜

「デブリドマン検体が上がってきました（図 3-2）」

「どれどれ……これはレンサ球菌でよさそうだ」

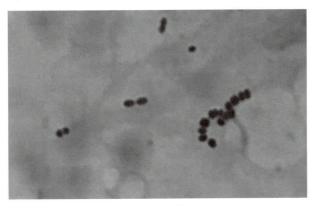

図 3-2　デブリドマン検体のグラム染色

「なるほど！　そうしたら、ペニシリンG＋クリンダマイシンで治療できるんじゃないでしょうか？」

「まぁ、できなくはない。ただ、情報が少ない中ではリスキーだし、培養の結果を待ってからでも遅くないかな。培養検査でA群β溶血性レンサ球菌だけの感染と確定してからペニシリンG＋クリンダマイシンに切り替えた方が無難だと思う」

「そうですか、まぁ、壊死性筋膜炎ですし、保守的にやりますね」

壊死性筋膜炎に対する抗菌薬の投与期間

「出口戦略に関係するところとしては、やっぱり抗菌薬の投与期間かな」

「4〜6週間とかいかがでしょうか？」

「その根拠は」

「膿瘍系って、だいたいそれくらいじゃないですか」

「うーん、そこまで要るかなぁ。壊死性筋膜炎は深さとか広がりに個人差があって、ケースバイケースになりがちだから。こういう時はおとなしくガイドラインを読んだ方がいいぞ」

「先生、英語のガイドラインは量が多すぎて無理ゲーっす」

「デジタルネイティブが何を言っているんだか。［Ctrl］＋［F］を押せば簡易検索できるぞ。そこにキーワードを突っ込めば一瞬だ（図3-3）。今回は残念ながら通用しないんだが、抗菌薬の投与期間を調べたい時は『duration』や『days』で検索するのがお勧めだ」

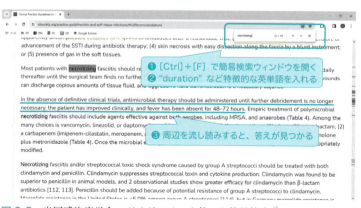

図 3-3　米国感染症学会のガイドラインを使った簡易検索[6]

「すごい！」

「いや、全然すごくない。これは専門家なら普通にみんなやる」

「どれどれ……『デブリドマンが不要になって、患者の状態が臨床的に改善していて、発熱が48〜72時間認められていない状態になるまで抗菌薬を継続する』」[7]

「経験上、デブリドマンが不要になるまでが一番長いことが多いから、ここは整形外科の先生と相談しながら治療期間を相談するのがいいと思う」

「なるほど」

「ちなみに、それを目標にやっていると、結果的には4〜6週間くらいの治療期間になることもある。もっとも、デブリドマンが適切に行われていれば、治療期間が1週間程度と短くても治せるんじゃないかという報告も一応はあるんだがな」[8,9]

「色々な人が色々なことを言っている……抗菌薬の投与期間って難しいですね」

「うむ。壊死性筋膜炎は症例数が少なすぎて、ランダム化比較試験がなかなかできない。観察研究の知見に頼らざるをえないのが難しいところだよな。自信がなければガイドラインを参考にするのが無難だとは思う」

> ### 症　例　〜その後〜
>
> デブリドマン検体のグラム染色像からA群β溶血性レンサ球菌の感染を疑った。抗菌薬はピペラシリン・タゾバクタム 4.5 g、8時間毎 点滴静注（13.5 g/日）とクリンダマイシン 600 mg、8時間毎 点滴静注（1,800 mg/日）で初期治療を開始したが、デブリドマン検体の培養検査で起因菌がA群β溶血性レンサ球菌のみが検出されたこと、血液培養検査で起因菌が発育しなかったことを踏まえて、ペニシリンGの持続静注（1,200万単位/日）とクリンダマイシンの併用療法に切り替えた。整形外科併診下でデブリドマンを継続し、術後8日目頃から赤い肉芽組織が現れるようになった。術後10日目になると、壊死組織が出現しなくなっ

たため、デブリドマンを終了し、抗菌薬治療も終了した。術後20日目に表皮欠損部に植皮術を行った。以降の経過は良好で、デブリドマン術後60日目に自宅退院した。

Take Home Message

- Pain out of proportion を見たら壊死性筋膜炎を安直に除外するなかれ
- A群β溶血性レンサ球菌の侵襲性感染症ではクリンダマイシンの適応を考えるべし
- 英語のガイドラインを読む時は簡易検索を活用して時短を図るべし

出典

1) Wong CH, et al. The LRINEC（Laboratory Risk Indicator for Necrotizing Fasciitis）score: a tool for distinguishing necrotizing fasciitis from other soft tissue infections. Crit Care Med. 2004; 32: 1535-1541.
2) Tarricone A, et al. A systematic review and meta-analysis of the effectiveness of LRINEC score for predicting upper and lower extremity necrotizing fasciitis. J Foot Ankle Surg. 2022; 61: 384-389.
3) Martin SJ, et al. Pitfalls in medicine: pain out of proportion to examination findings. Br J Hosp Med（Lond）. 2022; 83: 1-8.
4) Alayed KA, et al. Red flags for necrotizing fasciitis: A case control study. Int J Infect Dis. 2015; 36: 15-20.
5) Babiker A, et al. Effectiveness of adjunctive clindamycin in β-lactam antibiotic-treated patients with invasive β-haemolytic streptococcal infections in US hospitals: a retrospective multicentre cohort study. Lancet Infect Dis. 2021; 21: 697-710.
6) The infectious diseases society of America. Clinical practice guidelines for the diagnosis and management of skin and soft tissue infections: 2014 update by IDSA. https://www.idsociety.org/practice-guideline/skin-and-soft-tissue-infections/（2024年5月18日閲覧）
7) Stevens DL, et al. Practice guidelines for the diagnosis and management of skin and soft tissue infections: 2014 update by the infectious diseases society of America. Clin Infect Dis. 2014; 59: e10-52.
8) Misiakos EP, et al. Current concepts in the management of necrotizing fasciitis. Front Surg. 2014; 1: 36.
9) Lyons NB, et al. Short versus long antibiotic duration for necrotizing soft tissue infection: A systematic review and meta-analysis. Surg Infect（Larchmt）. 2023; 24: 425-432.

Column

クリンダマイシン活用術

クリンダマイシンのスペクトラム

- グラム陽性球菌：ブドウ球菌、レンサ球菌
- グラム陰性桿菌：カバーしない
- 嫌気性菌：横隔膜から上も下もカバー可能（*Bacteroides* 属の耐性化傾向に注意）

- ☐ クリンダマイシンの大雑把なスペクトラムは、①グラム陽性球菌、②嫌気性菌である。グラム陰性桿菌は基本的にカバーしない。
- ☐ 経口でも点滴静注でも投与可能だが、急速静注は心停止するので禁忌。
- ☐ 用量がややこしく、経口では 300 mg を 1 日 3 回（900 mg/ 日）、静注では 600 mg を 1 日 3 回（1,800 mg/ 日）である。なぜか経口の方が少ない。
- ☐ グラム陽性球菌を広くカバーできるため、アモキシシリン（溶連菌咽頭炎）やセファレキシン（蜂窩織炎）の代替薬として重宝する。
- ☐ 少し変わった使い方としては、誤嚥性肺炎に使えなくもない。グラム陽性球菌と嫌気性菌をカバーするため、スペクトラムがアンピシリン・スルバクタムとかなり似ているのである。
- ☐ 嫌気性菌カバーに使うメトロニダゾールの在庫がない場合、その代替薬として使うことがある。ただし、メトロニダゾールほど *Bacteroides* 属の感受性率は高くない。
- ☐ 押さえておくべきクリンダマイシンの合併症として、*Clostridioides difficile* 腸炎を知っておく。これは、腸管内の嫌気性菌を広くカバーするせいで、腸内細菌叢を攪乱するからと考えられている。

抗菌活性以外を目当てにしたクリンダマイシンの用途

- A 群 β 溶血性レンサ球菌による壊死性筋膜炎
- A 群 β 溶血性レンサ球菌による毒素性ショック症候群

- ☐ クリンダマイシンは、βラクタム系抗菌薬などと併用することで、A群β溶血性レンサ球菌による侵襲性感染症の予後を改善する可能性が観察研究で指摘されている。
- ☐ 機序としては、毒素産生抑制効果が仮説として提唱されている。ただし、イーグル効果仮説というものもあり、詳細は「症例3」のシナリオをご参照いただきたい。
- ☐ クリンダマイシン以外には、リネゾリドにも同様の毒素産生抑制効果があるのではと考えられている。ただし、薬価が高く、エビデンスもクリンダマイシンに比べると乏しいというのが難点。

症例4　60歳女性の「急性腎盂腎炎」

症例

既往歴のない60歳女性。6日前から全身倦怠感が出現し、3日前から悪寒戦慄が出現した。今朝、体温を測定したら38.8℃だったため、当院の発熱外来（注）を受診した。常用薬はない。意識清明、体温38.6℃、血圧110/79 mmHg、脈拍数126 bpm・整、SpO$_2$ 98％（室内気）、呼吸数24/分。身体所見に特記すべきものはない。血液検査では、白血球数8,400/μL、ヘモグロビン12.3 g/dL、血小板数16万/μL、尿素窒素27.4 mg/dL、クレアチニン0.9 mg/dL、CRP 26.2 mg/dLであった。尿定性検査では、潜血3＋、白血球3＋、亜硝酸塩＋であった。また、インフルエンザ迅速抗原、SARS-CoV-2 PCRは陰性だった。

注）発熱外来：感冒が疑われる患者を数多く診療することに特化した外来

肋骨脊柱角叩打痛はどこまでアテになるか

「腎盂腎炎ですね」

「まぁ、腎盂腎炎だろうな」

「発熱外来で勢いよく風邪の患者さんを診ているとたまにこういうのが紛れてくるから油断も隙もない。おのれ外来受付……！」

「まぁまぁ。発熱外来には色々な理由をつけられて、まったく感冒らしくない患者さんも振り分けられてくる。病院によっては魔境と化しているよな。ところで、肋骨脊柱角（CVA）叩打痛はどうだった？」

「なかったです」

「そうか、なかったのか」

「前から疑問だったんですけど、CVA叩打痛がないのに本当に腎盂腎炎でいいんですか？」

「ノー・プロブレム！ これを見よ（表 4-1）」

表 4-1 単純性尿路感染症の所見と尤度比[1]

症状・所見	陽性尤度比（95%信頼区間）	陰性尤度比（95%信頼区間）
排尿障害	1.5（1.2 ～ 2.0）	0.5（0.3 ～ 0.7）
頻尿	1.8（1.1 ～ 3.0）	0.6（0.4 ～ 1.0）
血尿	2.0（1.3 ～ 2.9）	0.9（0.9 ～ 1.0）
発熱	1.6（1.0 ～ 2.6）	0.9（0.9 ～ 1.0）
側腹部痛	1.1（0.9 ～ 1.4）	0.9（0.8 ～ 1.1）
下腹部痛	1.1（0.9 ～ 1.4）	0.9（0.8 ～ 1.1）
背部痛	1.6（1.2 ～ 2.1）	0.8（0.7 ～ 0.9）
CVA 叩打痛	1.7（1.1 ～ 2.5）	0.9（0.8 ～ 1.0）

「まだ単純性尿路感染症かは分からないけど、とりあえず CVA 叩打痛があっても腎盂腎炎と決まるわけじゃないし、なくても腎盂腎炎を除外できるわけでもない」

尤度比に慣れて診断学を味方にする

「尤度比の数字っていまひとつピンとこないんだよなぁ……」

「本当は計算してほしいんだが、尤度比が 5 以上または 0.2 以下であれば、事後確率が 30% くらい動くことを知っていればいいってズルい考え方もあるよな。尤度比が 2 とか 0.5 であればだいたい 15% くらいかな」

「そうすると、CVA 叩打痛があれば腎盂腎炎の確率が 10% くらい上がるけど、なくてもほとんど確率は下がらないということになりますね」

「その通り。ただまぁ、腎盂腎炎である根拠がもう少し欲しい」

腎盂腎炎の CT 所見をどう解釈するか

「そんなこともあろうかと、CT を撮影しておきました！（図 4-1）」

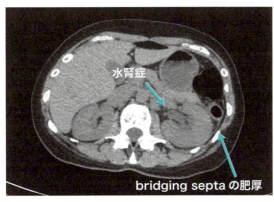

図 4-1　症例の単純 CT（左腎腫大および bridging septum）

「左腎が少し腫れていて、左腎周囲脂肪織濃度も少し上がっています」

「腎周囲の脂肪織濃度は微妙なところだな。ただ、bridging septum は肥厚しているように見える……」

「ブリッジン？」

「腎臓に炎症があると、腎周囲にある隔壁構造が炎症で腫れて見えることがあるんだ。これは他の患者さんのだけど（図 4-2）、腎周囲の脂肪織濃度はこれくらいはっきりしていると分かりやすいんだよな」

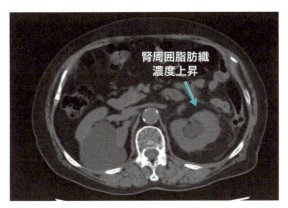

図 4-2　他症例の単純 CT（腎周囲脂肪織濃度上昇）

「なるほど、これは分かりやすいですね」

「ただ、この所見は腎盂腎炎の診断には意外と役に立たない……！」

「マジっすか！」

Lesson　腎周囲脂肪織濃度の臨床的意義[2, 3]

　腎盂腎炎の患者を症例群、経皮的腎生検を実施した患者を対照群とした日本からの症例対照研究によると、腎盂腎炎に対する腎周囲脂肪織濃度上昇の感度は 72％、特異度は 58％といまひとつな結果だった。このことから、腎周囲脂肪織濃度の上昇があるからといって腎盂腎炎とは言えないことが分かる。ただし、腎周囲脂肪織濃度の上昇が腎盂腎炎患者における菌血症の存在と関連したという後ろ向きコホート研究もあり、腎盂腎炎の患者での菌血症合併予測には役に立つ可能性がある。

「腎生検が対照群なんだ……」

「最初の論文は発表当時、総合診療界隈で話題になっていたな。腎周囲脂肪織濃度の上昇が腎盂腎炎と他の疾患との鑑別に使いづらいことが分かったわけだ。ところで、折角 CT を撮ったんだから、尿路に閉塞機転がないかは知りたいな。水腎症だってあるでしょ」

「尿管結石がありますね（図 4-3）」

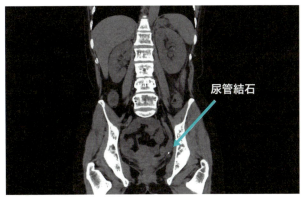

図 4-3　症例の CT（結石による左尿管閉塞）

「なるほどな。結石性腎盂腎炎はすぐに排石してくれればいいけど、残ったままだと感染した尿が排出されないから、腎盂腎炎が難治化しうる」

「泌尿器科が尿管ステントを入れてくれるみたいですよ」

「おっ、でかした！　これがないと一気に治療が難しくなるからな」

腎盂腎炎への抗菌薬選択

「ところで先生、尿のグラム染色も見てもらっていいですか（図4-4）」

「うーん、これはウインナー（腸詰め）の見た目だから大腸菌っぽい」

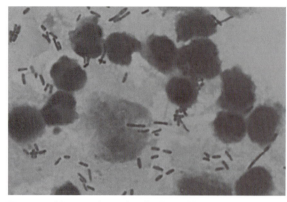

図 4-4　症例の尿グラム染色像（大腸菌）

「ウインナー？」

「ええと、胡麻に見えるならインフルエンザ桿菌（図 4-5）で、チョリソーに見えるなら緑膿菌って目安がある（図 4-6）。お腹がすいたらごめんよ」

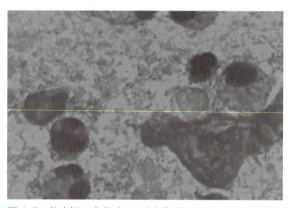

図 4-5　他症例の喀痰グラム染色像（インフルエンザ桿菌）

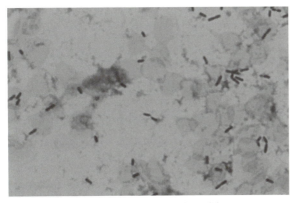

図 4-6　他症例の血液グラム染色像（緑膿菌）

「インフルエンザ桿菌、小さすぎて見づらいですね……。緑膿菌も少し大腸菌より細く見えるけど、ちょっと微妙な感じがします」

「グラム染色の解釈は慣れが大事だよね。自信がなければ深入りしない。それはそうと、さっきの腎周囲脂肪織濃度の話も考えると、今後同じ形のグラム陰性桿菌が血液培養で生える可能性が高い」

「悪寒戦慄があるので、菌血症でも不思議じゃないです。入院で診ます」

「『患者さんが震えているところを見たら、医者も一緒に震えるべし』ってよく言うよな。それで、抗菌薬はどうする？」

「何となくグラム染色は大腸菌に見えるので、セフトリアキソンで」

「無難だなぁ、無難なのがいいのかなぁ。セフォチアムの在庫処分をしたかったんだけど（小声）……まぁ、いいか。じゃあ、セフトリアキソンで行こう！　2gを24時間毎に点滴静注ということで」

〜〜2日後〜〜

「先生、皮疹が出てきました」

「あらら、セフトリアキソンが被疑薬になっちゃうね。押して褪色するし、目・口・陰部に粘膜疹もないみたいだから重症薬疹の可能性は下がりそうだけど。抗菌薬は変える？」

「皮疹が広がっているので、変えとこうかな、と」

腎盂腎炎は解熱に時間がかかる

「オッケー。これまでの経過はどうだったの」

「まだ解熱していないです」

「うーん、すぐに解熱しなくても経過が悪いとは限らないのが腎盂腎炎の難しさなんだ」

Lesson

腎盂腎炎の発熱期間[4]

　カナダの市中病院で腎盂腎炎の患者を対象に実施された後ろ向き観察研究によると、発熱の持続期間の中央値は 34 時間だった。また、48 時間発熱が持続する患者が 26％、72 時間発熱が持続する患者が 13％ であった。この結果から、腎盂腎炎の患者で治療が奏効していても、発熱が 2〜3 日間持続することはざらで、場合によっては 4 日間持続しうることが示唆される。

「ここで温度板や血液検査の結果と睨めっこしてばかりで、患者さんの顔色や食欲もちゃんと見ておかないと判断を誤るんだ。あと、もし最初に CVA 叩打痛がある患者さんだったら、その変化も参考になる」

「入院日は食べられていなかったんですけど、今日は食欲があるようなので経過はよいと考えます」

「そう考えるのが自然だね。あんまり熱が続くようなら考えものだけど、今日はまだ 3 日目の朝だし、明日も熱が続いていたら診断を再考するのがよさそうだ」

「こういう時に怖くなってメロペネムとかに抗菌薬を escalation することがよくありますよね。ただ、そういう場合に限って大腸菌の感受性

がいいから嫌になります」

腎盂腎炎への抗菌薬選択ふたたび

「それはあるあるだねぇ。ただ、今回は薬疹疑いで抗菌薬を変えるんだったよね。どうする？」

「使い慣れているレボフロキサシンかなぁ……」

「せっかくだから、セフトリアキソンとスペクトラムが類似している抗菌薬を整理してみようか」

Lesson セフトリアキソンとスペクトラムの類似する抗菌薬

　セフトリアキソンのスペクトラムは「S & S + HMPEK」だった（p. 9）。これを大雑把にまとめると、腸球菌を除くグラム陽性球菌と緑膿菌を除くグラム陰性桿菌は概ねカバーでき、嫌気性菌はあまりカバーしないということになる。この「S & S + HMPEK」に匹敵するスペクトラムを持つ抗菌薬としては、ST合剤とレボフロキサシンが挙げられる。それぞれに欠点があるので、それを意識して使い分けるのがよいだろう。

- ST合剤
  ・レンサ球菌への活性が低い
  ・地域によってはグラム陰性桿菌の耐性化に注意する
  ・副作用があまりにも多彩

- レボフロキサシン
  ・レンサ球菌や大腸菌の耐性化が問題になっている
  ・緑膿菌や結核菌など余計な細菌に対して活性がある
  ・思わぬ副作用と薬物相互作用がある

「ちなみに今回は重症薬疹じゃないから、βラクタム系の中で抗菌薬を切り替えるのもありだね。ペニシリン系なら大腸菌をカバーしやすい

ピペラシリン・タゾバクタム、カルバペネム系ならメロペネムなんかは選択肢になる。両者ともスペクトラムが広すぎるのが欠点だけどな」

レボフロキサシンの思わぬ落とし穴

「レボフロキサシンの『思わぬ副作用と薬物相互作用』って何ですか？」

「一番嫌なのは QT 延長症候群。抗菌薬で致死的不整脈を起こすなんてあっちゃならんからな……。あと、薬物相互作用で怖いのはワルファリンかな。PT-INR を 2 くらいに調節している患者さんにレボフロキサシンを使ったら突然 PT-INR が 10 になったなんてこともある」

「怖っ！　先生、経験したことあるんですか」

「さぁ……（苦笑）。もう少ししょぼいのだと、酸化マグネシウムとレボフロキサシンを同時に内服するとカチオンを形成して腸管から吸収されにくいのも要注意な。アキレス腱断裂をはじめとして、結合組織関連の問題も指摘されている」

JANIS のデータを活用するべし

「あと、レボフロキサシンは厚生労働省のデータをみると結構耐性化が進んでいるから、『ここは絶対大腸菌のカバーを外せない！』という場面では避けた方がいいな」

Lesson

JANIS [5)]

　Japan Nosocomial Infections Surveillance（JANIS）は、厚生労働省院内感染対策サーベイランス事業が集計している、細菌の薬剤耐性に関するデータベースで、インターネットさえあれば誰でも無料で閲覧可能である。このデータによると、2022 年に茨城県の入院検体から検出された大腸菌のレボフロキサシン感受性率は 62.3％だった。

「おっ、我らが茨城！　金芳堂だから京都のデータを出すものかと」

「そのことだが、京都は 55.8％だから 6.5％の差で茨城の勝ち（どや）」

「変なところで勝負しないでください！　でも、地域差はありますね」

「そう！　ローカルファクターを意識しないで感染症診療をすると痛い目に遭うことがあるんだ。もし病院にアンチバイオグラムがあれば、それを見るもまたよし。もっとも、アンチバイオグラムだけでなく、患者さんの背景因子とかもちゃんと加味して感受性を予測するんだぞ」

ST 合剤の副作用も多様である

「ところで、レボフロキサシンのネガキャンばっかりですけど、ST 合剤の副作用はどんなんですか？」

「めちゃくちゃ種類が多いから、正直覚えきれない（表 4-2）」

表 4-2　ST 合剤の副作用 [6]

	副作用	症状・所見
N	Neurologic effects	無菌性髄膜炎、振戦、せん妄、歩行障害
O	Decreased oxygen-carrying capacity and other hematologic abnormalities	骨髄抑制、溶血性貧血、薬剤性血小板減少症、メトヘモグロビン血症
T	Toxic epidermal necrolysis and other hypersensitivity reactions	薬剤熱、薬疹（SJS/TEN も含む）、薬剤性肝障害、間質性腎炎
R	Reproductive toxicity	催奇形性、新生児高ビリルビン血症
I	Interactions with other drugs	ワーファリン、経口血糖降下薬、メトトレキサート、NSAIDs、ACE-I/ARB、フルバスタチン、フェニトインなどとの相互作用
S	Sugar	低血糖
K	Hyperkalemia and other kidney effects	高 K 血症、間質性腎炎、尿細管障害、低 Na 血症
Y？	Why not consider an alternate antimicrobial?	代替薬を使いましょう

SJS/TEN：Stevens-Johnson 症候群／中毒性表皮壊死症，NSAIDs：非ステロイド性抗炎症薬，ACE-I/ARB：アンジオテンシン変換酵素阻害薬／アンジオテンシン受容体拮抗薬

「『NOT RISKY ?』って……この元論文を書いた人、どんだけ ST 合剤嫌いなんですか！」

「感染症科医によっても好みがはっきり分かれる抗菌薬だよね」

「そういうわけで、僕はレボフロキサシンを使います」

「まぁ、レボフロキサシンに切り替えるのはありかなぁ。緑膿菌カバーが余計なのが気に食わないが……。ST 合剤の内服ならともかく、静注製剤を使うのはニューモシスチス肺炎がほとんどで、たまに *Stenotrophomonas maltophilia* 感染症に適応外使用するくらいだから、今回は保険診療的な意味でも不適切なんだよな」

「ところで、ST 合剤を内服で使う時はどう処方すればいいんですか」

「合剤になっているせいでちょっと分かりにくいよな。ST 合剤を一般的な細菌感染症に使う時の用量はトリメトプリム換算で 160 mg を 1 日 2 回（320 mg/ 日）。バクタ®錠 1 錠あたりトリメトプリムが 80 mg 含まれるから、2 錠を 1 日 2 回（4 錠/ 日）。この『80 mg で割り算する』というのに慣れておく必要がある」

症例 〜その後〜

セフトリアキソンをレボフロキサシン 500 mg、24 時間毎 点滴静注（500 mg/ 日）に変更して治療を継続したところ、徐々に皮疹は消失した。また、入院 3 日目の夜から解熱し、全身倦怠感も消失した。尿培養と血液培養では大腸菌が発育し、両者の感受性パターンは合致しており、アンピシリン、セファゾリン、セフトリアキソン、レボフロキサシンなどに感受性であった。アンピシリン 2 g、6 時間毎 点滴静注（8 g/ 日）に抗菌薬を変更の上で治療を継続し、皮疹を再発することなく入院 7 日目に自宅退院した。退院後はアモキシシリン 500 mg、1 日 3 回経口内服（1,500 mg/ 日）を使用して治療を完遂した。

> ***Take Home Message***
> - 腎盂腎炎の診断を単一の所見で決めつけるのは慎むべし
> - 腎盂腎炎の治療効果判定は自分の目で患者を見て判断するべし
> - セフトリアキソンとスペクトラムの近い ST 合剤とレボフロキサシンを使いこなすべし

出典

1) Bent S, et al. Does this woman have an acute uncomplicated urinary tract infection? JAMA. 2002; 287: 2701-2710.
2) Fukami H, et al. Perirenal fat stranding is not a powerful diagnostic tool for acute pyelonephritis. Int J Gen Med. 2017; 10: 137-144.
3) Tanizaki R, et al. Clinical impact of perinephric fat stranding detected on computed tomography in patients with acute pyelonephritis: a retrospective observational study. Eur J Clin Microbiol Infect Dis. 2019; 38: 2185-2192.
4) Behr MA, et al. Fever duration in hospitalized acute pyelonephritis patients. Am J Med. 1996; 101: 277-280.
5) 厚生労働省．院内感染対策サーベイランス事業．https://janis.mhlw.go.jp/report/index.html（2024 年 5 月 18 日閲覧）
6) Ho JM, et al. Considerations when prescribing trimethoprim-sulfamethoxazole. CMAJ. 2011; 183: 1851-1858.

Column

セフトリアキソンの代替薬

セフトリアキソンのスペクトラム

- グラム陽性球菌：ブドウ球菌、レンサ球菌
- グラム陰性桿菌：プロテウス、大腸菌、クレブシエラ、インフルエンザ桿菌
- 嫌気性菌：あまりカバーしない

□ セフトリアキソン（静注）の大雑把なスペクトラムは、①ブドウ球菌とレンサ球菌（S＆S）、②プロテウス、大腸菌、クレブシエラ（PEK）、③インフルエンザ桿菌やモラキセラ（*Haemophilus influenzae* & *Moraxella catarrhalis* でH＆M）である。他のセフェム系と同様、嫌気性菌はあまりカバーしない。「S＆S＋HMPEK」と語呂合わせで覚えるとよいだろう。「HMPEK」は「Hen pecks.」（雌鶏が啄む）と発音する。

□ H＆Mに加えて肺炎球菌をカバーするため、市中肺炎に使いやすい。また、PEKも安定してカバーするので、腎盂腎炎などの尿路感染症にも使いやすい。ここまでは第1部の復習。

βラクタム系での代替薬

△ ペニシリン系：ピペラシリン・タゾバクタム
○ セフェム系：セフォタキシム、セフタジジム、セフェピム
△ カルバペネム系
△ モノバクタム系：アズトレオナム

□ セフトリアキソンの在庫が院内にない場合は、同世代のセフォタキシム、1世代上のセフェピムを使ってしまうのが最も分かりやすい。グラム陽性球菌をカバーしなくてもよければ、セフタジジムを使うのもあり。

□ セフトリアキソンを使っている状況下では、グラム陰性桿菌のカ

バーを意図していることが多い。ペニシリン系で代替する場合は、アンピシリン・スルバクタムだと大腸菌のカバーが甘いため、ピペラシリン・タゾバクタムの方が無難だろう。ただし、緑膿菌や嫌気性菌のカバーが余計である。また、カルバペネム系にも同様のことが言える。

☐ 重症薬疹でβラクタム系を使えない場面でも使用可能な唯一のβラクタム系がアズトレオナムである。グラム陰性桿菌のカバーに特化していて、グラム陽性球菌と嫌気性菌をほとんどカバーしない点に注意が必要だが、知っているといざという時に役に立つ。玄人向け。

非βラクタム系での代替薬

○ サルファ剤：ST合剤
○ キノロン系：レボフロキサシン

☐ これらは「症例4」の本文で解説した通り。レンサ球菌や大腸菌の耐性化には注意する。

症例 5　80 歳男性の「急性腎盂腎炎」

症　例

胃癌で胃全摘術後の 80 歳男性。昨日からの発熱と嘔気で当院に救急搬送された。常用薬はない。意識清明、体温 39.1℃、血圧 122/81 mmHg、脈拍数 121 bpm・整、SpO_2 98％（室内気）、呼吸数 24/ 分。両側肋骨脊柱角（CVA）叩打痛陽性。血液検査では、白血球数 12,100/ μL、ヘモグロビン 10.8 g/dL、血小板数 20 万 / μL、尿素窒素 32.2 mg/dL、クレアチニン 1.3 mg/dL、CRP 18.4 mg/dL であった。尿定性検査では白血球 3 ＋、亜硝酸塩＋、尿塗抹検査では腸内細菌目と思われるグラム陰性桿菌を認めた。インフルエンザ迅速抗原、SARS-CoV-2 PCR は陰性だった。

なんでもかんでも UTI で片づけない

「先生、UTI の患者さんです」

「待てぃ、何歳の何性か」

「80 歳男性の UTI です」

「……S 君。『ユーティーアイ』とは何ぞや」

「文字通りの UTI です！　Urinary Tract Infection、尿路感染症のことです」

「そんなことは分かっておるわい！　そうじゃなくて、尿路感染症っていったい何だ？」

「尿路の感染症です」

「尿路って、どこのこと？」

「腎臓とか膀胱とかじゃないんですか」

「そうだな。すると、尿路感染症は結局どこの感染症になるか？」

「あっ！」

「ようやく伝わったかな。尿路感染症という言葉は感染の局在を正しく示せていないんだよ。なるべく『腎盂腎炎』とか『膀胱炎』とか、臓器の名前を冠した病名をつけた方がいい」

「なるほど、確かにハガキの住所欄に『茨城県』しか書いていないと絶対に届かないのと同じですね」

「微妙な比喩表現だなぁ。でもまぁ、だいたいそんなところだ」

「とはいえ、『UTI』って言葉を使っていて困ったことがないです」

「それは先生の臨床経験が救急寄りだからかもしれないな。実は尿路感染症はかなり広い疾患群なんだよ（表 5-1）。セッティングによっては『UTI』一本だと足元を掬われる」

表 5-1　代表的な尿路感染症[1)]

臓器	感染症	主な起因菌
腎臓	腎膿瘍	大腸菌、クレブシエラ、黄色ブドウ球菌など
	腎盂腎炎	大腸菌、クレブシエラ、プロテウスなど
膀胱	膀胱炎	大腸菌、腐性ブドウ球菌、クレブシエラなど
尿道	尿道炎	淋菌、クラミジア、単純ヘルペスウイルスなど
前立腺	前立腺炎	大腸菌、クレブシエラ、プロテウスなど
精巣	精巣炎・精巣上体炎	淋菌、クラミジア、大腸菌など

「広義の尿路感染症には性感染症も含まれるっていうのはちょっとした盲点だよな。『膀胱炎』がなかなか治らなくて何だろうと思っていたら、実は淋菌やクラミジアによる尿道炎でした、なんてことは稀だけどある。それで、この患者さんの診断は？」

「腎盂腎炎です！」

「ブーッ！」

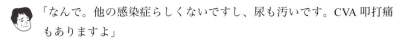
「なんで。他の感染症らしくないですし、尿も汚いです。CVA 叩打痛もありますよ」

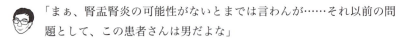
「まぁ、腎盂腎炎の可能性がないとまでは言わんが……それ以前の問題として、この患者さんは男だよな」

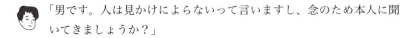
「男です。人は見かけによらないって言いますし、念のため本人に聞いてきましょうか？」

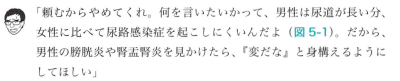
「頼むからやめてくれ。何を言いたいかって、男性は尿道が長い分、女性に比べて尿路感染症を起こしにくいんだよ（図 5-1）。だから、男性の膀胱炎や腎盂腎炎を見かけたら、『変だな』と身構えるようにしてほしい」

Lesson
尿路感染症の性差[2]

　閉経前の女性では、同年齢の男性と比べて尿路感染症の罹患率が 20 〜 40 倍と圧倒的に高い。その理由として、古典的には「女性では肛門と尿道口が近い」「男性では尿道が長い」といった解剖学的な説明がなされている。ただし、生後 6 か月未満の男児は女児よりも尿路感染症を起こしやすいことも知られており、解剖学的な理由だけではどうしても矛盾する。また、高齢になると女性だけでなく男性の尿路感染症も増えるので、女性の罹患率が男性の 1.5 倍というところまで差が縮まるという報告もあり、これも前立腺肥大症の問題があるとはいえ、解剖学的な理由だけで説明しきれない。そこで最近提唱されているのが、性ホルモン仮説。加齢に伴って男性ではテストステロンが、女性ではエストロゲンが減るが、それと同期する形で男女ともに尿路感染症が増えていることに着目した仮説である。例えば、閉経後の女性でエストロゲンが減少すると、それによって尿中に現れる抗菌ペプチドが減少したり、尿路上皮の構造が変化して細菌が定着しやすくなったりする。また、テストステロンは免疫応答を担うサイトカインに何らかの作用を及ぼす可能性がある。総じて、尿路感染症の性差には複雑な背景があると考えられている。

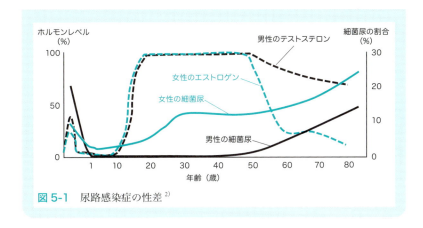

図 5-1　尿路感染症の性差[2)]

🧑「あと、CVA 叩打痛が両側というのもちょっと気になってな。叩いた時にどんなリアクションをしていた？」

🧑「『痛いですね〜』って穏やかな顔で言っていました」

🧑「『わっ！』とか『何すんだ！』じゃなくて『痛いですね〜』なんだ」

🧑「そうです」

🧑「そうすると、もしかしたら CVA 叩打痛じゃなくて非特異的な腰の痛みを拾っちゃったかもしれない。極端なことを言えば、菌血症からの化膿性脊椎炎というパターンもあるけど、正中の痛みじゃないからそこまで積極的には疑わないかな」

🧑「本物の CVA 叩打痛はどうなんですか」

🧑「背中を仰け反らせてびっくりしたようなリアクションが返ってくる」

🧑「そういえば、腎盂腎炎の患者さんで CVA を思い切り叩いたら、すごい剣幕で怒られたことあります」

🧑「そう、そういうのが『ザ・CVA 叩打痛』だ。思い切り叩くと超痛いから、少し手加減して叩くといいぞ」

🧑「なんでそんなに詳しいんですか」

「身内に時々腎盂腎炎を起こす人がいるから色々な強度で実験している」

「なるほど。先生は身内にも容赦ないですね」

「あと、先生は大丈夫だけど、『叩打痛』の読みは『こうだつう』」

「『おうだつう』だと殴打ですもんね。研修医の先生たちがよく間違えていまよね」

「うむ。そして、この患者さんのCVA叩打痛は本物なのかちょっと怪しい。仮にCVA叩打痛が本物だとしても、他を除外できるまでは迂闊に腎盂腎炎には飛びつけないな」

「どうすれば、腎盂腎炎と診断できそうですか？」

「腎盂腎炎を生じるに相応しい理由が見つかればかな（表5-2）。例えば、尿道留置カテーテルなどの異物が尿路に入っているとか、普段から入浴していなくて会陰部が不潔になっているとか、あと高齢者に多いのはやっぱり前立腺肥大症だ」

表5-2　男性の腎盂腎炎・膀胱炎のリスク因子[3,4]

尿流の減少
前立腺肥大症、泌尿生殖器悪性腫瘍、尿道狭窄、膀胱結石、脱水症
尿路の解剖学的異常
膀胱尿管逆流症、後部尿道弁、巨大尿管、多発性嚢胞腎
細菌の混入
導尿処置、尿管留置カテーテル、尿失禁、便失禁、会陰部汚染、膀胱壁虚血を伴う残尿
その他
性交渉、尿路感染症の既往、糖尿病、肥満、妊娠、脊髄損傷

「そういうわけで、この人は尿カテもセルフネグレクトもなさそうだし、前立腺肥大症を探しに直腸診をしよう。患者さんが嫌がる場合や発熱性好中球減少症で肛門粘膜を傷つけたくない場合は超音波検査で代用する」

「えーと、(示指を患者の肛門に入れて)前立腺は肥大していますね。圧痛もあるようです」

「なるほどな」

「これってもしかして、急性前立腺炎じゃないですか!?」

「そうそう! 男の尿路感染症では前立腺に用心しないといけないんだ」

「でも、前立腺炎って結局は腎盂腎炎と同じで、大腸菌とかのグラム陰性桿菌が起因菌ですよね? 腎盂腎炎と誤診していても治療方針はそんなに変わらない気が……」

「いやいや、抗菌薬の臓器移行性を考える必要が出てくるから、これは結構大事な鑑別診断だぞ」

Lesson 抗菌薬の前立腺移行性[5]

通常、毛細血管には薬剤を通す「窓」のような孔があるが、前立腺の毛細血管にはそれがない。そのせいで、前立腺は薬剤がなかなか移行しにくい。そのような前立腺に移行する薬剤の特徴として、①イオン化しにくい、②脂溶性である、③蛋白質に結合していないという3点が挙げられ、抗菌薬ではキノロン系とST合剤が代表的である。マクロライド系やテトラサイクリン系も比較的前立腺移行性がよい。βラクタム系についてはキノロン系ほどでないものの、ピペラシリン、第2〜3世代セフェム、カルバペネム系であれば、ある程度は前立腺に移行すると考えられている。

「そうか、臓器移行性を考えるとキノロン系やST合剤が有利なんですね。でも、ちょっと待ってください」

「どうした急に」

「キノロン系は大腸菌の耐性化が進んでいるし、ST合剤も地域によっては大腸菌をうまくカバーできないことがあるって話を聞いたような」

「よく気づいたね。そうなんだよ！　前立腺移行性のいい抗菌薬は大腸菌が耐性化傾向にある。かといって、大腸菌を比較的カバーしやすいβラクタム系はキノロン系やST合剤と比べると前立腺に移行しづらい」

「結局、どの抗菌薬を使えばいいか分からないですね」

「個人的には、起因菌の同定・薬剤感受性検査の結果が判明するまではβラクタム系で経験的治療をして、情報が揃ってからST合剤やキノロン系に切り替えるのが賢いと思う」

「βラクタム系で始めると前立腺にいる菌を叩けないのでは？」

「βラクタム系でも第2～3世代セフェムやカルバペネム系であれば、前立腺に多少は移行するって報告があるし、急性期で炎症が強い時は移行性がもう少しマシになると考えられている。それに、血流にいる細菌なら前立腺移行性が多少悪くてもやっつけられるだろ？　そういうわけで、治療の序盤ではさほど問題にならない」

「なるほど」

「ただ、もし起因菌がST合剤やキノロン系に耐性だった場合はちょっと困るよな」

「そういう時はどうするんですか？」

「しょうがないから、βラクタム系で治療継続。一定期間治療したら、治療をスパッとやめる。再発しないか経過観察するわけだな（表5-3）」

「ケース・バイ・ケースな感じがしますね」

「まぁ、前立腺炎は腎盂腎炎と比べるとそこまで頻繁に見るわけじゃない。泌尿器科医も交えてじっくりと方針を考えるのが理想的かな」

表 5-3　急性前立腺炎の治療期間

著者	治療期間
Wagenlehner, et al.（2007）[6]	合計 4〜6 週間
Lipsky, et al.（2010）[7]	合計 2 週間（重症の場合は 4 週間まで延長を考慮）
Matsumoto, et al.（2021）[8]	静注抗菌薬で治療を開始 経口抗菌薬に変更後、最低 2〜4 週間

- 「色々な人が色々な治療期間を提案していて、分かりにくいなぁ……」

- 「感染症の治療期間はコントロバシーだから。前立腺炎は特にそうだ」

- 「今回はセフトリアキソンで治療を開始して、起因菌の感受性が判明したら ST 合剤かキノロン系に切り替えようと思います」

- 「うむ」

〜〜 7 日後 〜〜

- 「患者さんは解熱していて嘔気もないので、治療経過もよさそうですね」

- 「血液培養からも尿培養からも感受性のいい大腸菌が発育していたな」

- 「今日久しぶりに直腸診しましたけど、前立腺の圧痛もなかったです」

- 「おっ、素晴らしい！　感染症診療の格言に『臓器感染症の治療効果判定は、なるべく臓器特異的な指標で行うべし』というのがある。今回は前立腺圧痛を根拠に前立腺炎と診断したんだから、前立腺圧痛が消えていることを根拠に前立腺炎が改善しているとアセスメントしたわけだ」

- 「そうです！　蜂窩織炎であれば視診で診断したから、視診で改善していれば経過良好というのと同じですね」

- 「うむ。ところで、もし治療がうまくいかなかった場合はどう考える？」

- 「どうって……」

「感染症の治療が失敗する原因はある程度決まっているんだ（表5-4）」

表 5-4 感染症治療に失敗する原因

① 診断の誤り（例：肺炎と肺癌の誤診）
② 起因菌の薬剤耐性
③ 抗菌薬の投与量不足
④ 抗菌薬の病変への移行性不良（膿瘍などドレナージすべき病変を含む）
⑤ 実は治っているのに悪化と勘違い（例：腎盂腎炎の治療3日目）

「特に気をつけたいのがドレナージすべき病変の存在だ。膿瘍ができていると、比較的抗菌薬が移行しやすい臓器の病変だとしても、膿瘍内まで抗菌薬が移行していかないなんてことがあるからな」

「その話と前立腺炎はどういう関係があるんですか」

「前立腺膿瘍」

「……と言いますと？」

「ただでさえ抗菌薬が移行しにくい前立腺内部に膿瘍ができてしまったら、抗菌薬だけで完治させるのは至難の業だ」

「そういう時は膿瘍を穿刺するしかないわけですね」

「その通り。治療抵抗性の前立腺炎をみたら、前立腺膿瘍になっていないかを画像で確認するといい。自分は大腸癌が前立腺に浸潤してできた前立腺膿瘍を診断したことがあって、消化器外科も泌尿器科も『うちじゃない』ってことで内科に入院、抗菌薬だけで粘ったこともあった。もちろんドレナージはしていないから、治療も失敗」

「それでどうしたんですか？」

「消化器外科と泌尿器科の代表をカンファに呼んで、みんなの前で喧嘩してもらった」

「やることがエグいですね」

「利害が絡むと人間って物凄いパワーを発揮するよね。まぁ、それで最終的には泌尿器科でドレナージしてもらった後に消化器外科に転科したけど、なかなか大変な転科交渉だった。尿路感染症の治療の成否が泌尿器科との連携にかかっていることも痛感したよ」

症 例 〜その後〜

入院7日目までセフトリアキソン2g、24時間毎 点滴静注（2g/日）で治療を継続した。血液培養や尿培養で感受性のよい大腸菌が発育したことから、抗菌薬を前立腺移行性のよいST合剤（トリメトプリム換算）160mg、1日2回（320mg/日）へと変更した。ST合剤でアレルギーや消化器症状が出現しないことを確認の上で10日目に退院、ST合剤は合計で14日間継続した（セフトリアキソンとあわせて21日間治療）。その後、前立腺炎の再発を認めなかったため、フォローを終了した。

Take Home Message

- 「尿路感染症」の診断名で満足しない
- 男性の尿路感染症では「何かがおかしい」というセンスを持つべし
- 前立腺移行性のよい抗菌薬はキノロン系とST合剤

出典
1) 青木眞．レジデントのための感染症診療マニュアル 第4版．医学書院，2020．pp. 639-684.
2) Deltourbe L, et al. The impact of biological sex on diseases of the urinary tract. Mucosal Immunol. 2022; 15: 857-866.
3) Foxman B. Urinary tract infection syndromes: occurrence, recurrence, bacteriology, risk factors, and disease burden. Infect Dis Clin North Am. 2014; 28: 1-13.
4) Millner R, et al. Urinary tract infections. Pediatr Clin North Am. 2019; 66: 1-13.
5) Charalabopoulos K, et al. Penetration of antimicrobial agents into the prostate. Chemotherapy. 2003; 49: 269-279.
6) Wagenlehner FM, et al. Therapy for prostatitis, with emphasis on bacterial prostatitis. Expert Opin Pharmacother. 2007; 8: 1667-1674.
7) Lipsky BA, et al. Treatment of bacterial prostatitis. Clin Infect Dis. 2010; 50: 1641-1652.
8) Matsumoto M, et al. AAUS guideline for acute bacterial prostatitis 2021. J Infect Chemother. 2021; 27: 1277-1283.

Column

抗菌薬の臓器移行性

前立腺移行性のよい抗菌薬

○ サルファ剤：ST合剤
○ キノロン系：シプロフロキサシン、レボフロキサシン
△ セフェム系：セフォチアム、セフトリアキソン、セフォタキシムなど
△ カルバペネム系

- □ 前立腺移行性のよい代表的抗菌薬としては、ST合剤とキノロン系が挙がる。ただし、これらの抗菌薬の問題点として、前立腺炎のよくある起因菌である大腸菌が耐性化傾向にある点には注意を要する。
- □ 第2〜3世代セフェム系やカルバペネム系は前立腺移行性が悪くはなく、大腸菌などのグラム陰性桿菌の感受性率もよいため、経験的によく使う。
- □ ところで、キノロン系でもモキシフロキサシンの扱いには注意を要する。モキシフロキサシンは尿中でなく、胆汁中に排泄される。そのため、尿中濃度を確保できず、尿路感染症に使用できない。

中枢神経移行性のよい抗菌薬

○ ペニシリン系：アンピシリン
○ セフェム系：第3世代以降（セフトリアキソン、セフェピムなど）
○ カルバペネム系
△ サルファ剤：ST合剤
△ キノロン系：レボフロキサシン、モキシフロキサシン
△ ニトロイミダゾール系：メトロニダゾール
○ グリコペプチド系：バンコマイシン
△ オキサゾリジノン系：リネゾリド

- □ 中枢神経移行性のよい代表的抗菌薬としては、第3世代以降のセ

フェム系とカルバペネム系を知っておく。また、リステリアを狙ってアンピシリンを使用することもある。通常量でなく、中枢神経用量で使用する必要がある点にご注意を。
- □ アンピシリン・スルバクタムやピペラシリン・タゾバクタムについては、スルバクタムやタゾバクタムの移行性が不明確であり、使いにくい。
- □ バンコマイシンは術後髄膜炎などでメチシリン耐性黄色ブドウ球菌（MRSA）の関与が疑わしい時に使用する。リネゾリドが代替薬として使えるが、使用経験で劣る。
- □ キノロン系やメトロニダゾールも中枢神経移行性に優れる抗菌薬だが、筆者は中枢神経感染症に対してあまり使ったことがない。ST合剤は、ノカルジアやトキソプラズマによる中枢神経感染症に使う。

> 症例6　30歳女性の「急性膀胱炎」

> **症　例**
>
> 特記すべき既往歴のない30歳女性。2日前からの頻尿や残尿感を訴えて内科外来を受診した。内服薬やアレルギーはない。意識は清明で、体温36.1℃、血圧126/60 mmHg、脈拍数77 bpm・整、SpO_2 98%（室内気）、呼吸数24/分。両側肋骨脊柱角（CVA）叩打痛なし。血液検査では、白血球数 5,400/μL、ヘモグロビン 13.5 g/dL、血小板数 36万/μL、尿素窒素 9.5 mg/dL、クレアチニン 1.0 mg/dL、CRP 0.3 mg/dL であった。尿定性検査では白血球3＋だったが、亜硝酸塩は陰性だった。

尿塗抹くらいは見ておきたい

「バクタ®でしょ」

「ちょっと待てぃ！」

「どうしたんですか、急に現れて」

「S君。細菌検査を端折ろうとしたな？」

「げっ」

「吾輩も昔同じ悪事を働こうとして、上級医にばれて怒られたことがある。後輩がやりそうなことくらい、お見通しなのだ」

「でも、これって膀胱炎でいいですよね。尿白血球陽性ですし」

「まぁ、そうかもなぁ」

「だったら、ST合剤でいいと思うんですけど」

「確かに、それで十中八九はうまくいくと思う」

「じゃあ、いいじゃないですか」

「残りの1割をとれるかが吾輩とお主の差じゃ」

「うるさいなぁ。尿検体を細菌検査室に回せばいいんですよね」

「そして、自らの手で尿をグラム染色する」

「分かった！ 分かりましたから、いますぐ染めますね！（図6-1）」

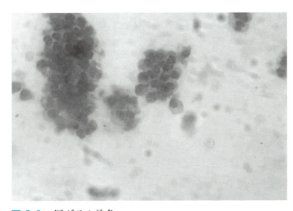

図6-1　尿グラム染色

「……」

「……。あれ、細菌がいない。染め方が下手くそだったかなぁ」

「いや、白血球がちゃんと染まっているから、失敗じゃないと思うぞ」

「まぁ、そういうこともありますよね（てへぺろ）」

「うーん。一応、抗菌薬を他のクリニックで入手して飲んでしまった

わけではなさそうだけどな」

薬を使う前に妊娠の可能性をチェック

「いずれにしても、症状や検査所見からは膀胱炎だと思いますので、治療してしまいますね」

「そうか」

「ST合剤にしようと思います。バクタ配合錠2錠を1日2回で計4錠/日で」

「その前に注意すべきことがある」

「何ですか」

「ST合剤には催奇形性があるから、妊娠の可能性を除外しないと使えない。これはレボフロキサシンなどのキノロン系にも通じる話だ（表6-1）」

「なるほど、確かに」

「膀胱炎のリスク因子には性交渉もあるから、膀胱炎を起こすような若い人では妊娠の可能性も十分にあると考えた方が無難なんだ」

「今、聞いてきたら、性交渉していて、妊娠の可能性はゼロとは言えないって言われました」

「さもありなん。どうする？」

「妊娠反応を確認します」

「それもひとつの方法だな。妊娠反応検査がその場でできない場面では、催奇形性のない抗菌薬を使うのもありだ」

「確かに、今回はそっちでやろうかな。セファレキシンでいいですか？」

表 6-1　妊婦への抗菌薬使用 [1)]

抗菌薬	FDA 分類	コメント
アミノグリコシド系	D	児の聴毒性と関連し、禁忌
ペニシリン系	B	基本的に安全とされる
セフェム系	B	安全だが、セフトリアキソンは児の核黄疸に注意
カルバペネム系	B	イミペネム／シラスタチンは C 分類
アズトレオナム	B	重度の β ラクタムアレルギーの時に限り使用
キノロン系	C	有益でない限りは使用を避ける
マクロライド系	B	クラリスロマイシンは C 分類
リネゾリド	C	有益性があれば使用を考慮
テトラサイクリン系	D	児の歯牙着色や骨格形成障害と関連し、禁忌
クリンダマイシン	B	基本的に安全とされる
ダプトマイシン	B	有益性があれば使用を考慮
メトロニダゾール	B	膣錠など局所投与は避ける
ST 合剤	C	妊娠初期（催奇形性）と 32 週以降（核黄疸リスク）では避ける

FDA 分類：A ヒトでリスクなし、B 動物でリスクなし、C リスクを否定できず、D リスクあり

「うむ。膀胱炎の起因菌の多くが大腸菌だから、大腸菌をなるべくカバーしやすい抗菌薬を選ぶのがいいな。セファレキシンはその点で妥当だ」

第 3 世代経口セフェムを使わない理由

「第 3 世代セフェム系の方がカバー率は高いですけどね。でも、先生は第 3 世代経口セフェムが嫌いなんでしたよね」

「感情的に嫌いというよりは、腸から吸収されているのかよく分からん抗菌薬を使いたくないってだけ。それに、厚生労働省が薬剤耐性（AMR）対策の一環として第 3 世代経口セフェムの使用量を減らすようお触れを出している。国策に真っ向から反対するような趣味は、吾輩にはない」

Lesson 第3世代経口セフェム[2]

　第3世代経口セフェムには、セフジニルやセフカペンピボキシルなどが含まれるが、これらの抗菌薬は腸管からの吸収が悪く、生体利用率が10〜50%と低いので、使いにくいというのが正直なところである（表6-2）。つまり、内服しても感染部位の抗菌薬濃度が十分になるかが怪しい。もちろん、それで感染症が治ってしまえばマシなのだが、治らなかった場合がかなり厄介で、「抗菌薬の濃度不十分」という鑑別診断が増えてしまうことになる。おまけに、中途半端に細菌を叩いてしまうせいで、その後の培養検査で細菌が検出されにくくなる懸念もある。何を言いたいかというと、第3世代経口セフェムが使われると、その患者を後に診療する他医師（経験上、総合診療科医や感染症科医）が苦労するのである。また、厚生労働省の推進するAMR対策上も、第3世代経口セフェムがよい適応となる状況は極めて限られる。

表6-2 第3世代経口セフェムのバイオアベイラビリティ

一般名	商品名	バイオアベイラビリティ
セフジトレンピボキシル	メイアクトなど	16%
セフジニル	セフゾンなど	25%
セフカペンピボキシル	フロモックスなど	30〜40%
セフポドキシム	バナンなど	46%

「でも、効くんだったらいいんじゃないですか？」

「実際、そう考える人もいる。個人的には、理屈が通っているのと実際に効くのとが両立していないと、ちょっと気持ち悪いんだ」

「まぁ、僕は第3世代経口セフェム使わないですけどね。同年代の医者からダサいって言われたくないので」

「いや、ダサい、ダサくないの問題じゃないぞ（苦笑）」

膀胱炎のレジメンと治療期間

「ところで、ST 合剤を使う時は 3 日間でしたけど、セファレキシンも 500 mg、1 日 3 回で計 1,500 mg/ 日を 3 日間投与で大丈夫ですか？」

「用量はいいけど、治療期間がよくないかもしれない」

「ちょっと煮え切らない言い方ですね」

「経口セフェムだと、3 日間では不十分ではないかって報告が出ている。根拠には乏しいんだけど、吾輩は 7 日間投与でやることが多い」

Lesson 膀胱炎に対する抗菌薬投与期間 [3, 4]

基本的に細菌感染症に対する抗菌薬の投与期間は感染臓器ごとにある程度決まっているが、解剖学的異常が背景にない膀胱炎に関しては、非βラクタム系で治療するか、βラクタム系で治療するかで区別する必要がある。一般に、ST 合剤やキノロン系を使用する場合には 3 日間でよいとされる。しかし、βラクタム系の場合は 3 日間だと不十分と考えられている。実際、膀胱炎の女性 300 名を対象とした米国でのランダム化比較試験によると、シプロフロキサシンで 3 日間治療した群での治癒率が 93％だったのに対し、セフポドキシムで 3 日間治療した群では 82％と非劣性を示すことができなかった。一方で、膀胱炎に対してセファレキシンを 5 〜 7 日間投与した多施設後ろ向きコホート研究では、83 〜 88％の治癒率だった。研究結果の単純比較は慎む必要があるが、これらの結果を踏まえると、膀胱炎に対するβラクタム系は 5 〜 7 日間が妥当かもしれない。

「なるほど、そうしたらセファレキシン 1,500 mg/ 日を 7 日間投与してみますね」

「オッケーだ。ちなみに、妊娠の可能性を否定できたら ST 合剤以外にキノロン系を使う方法もあるぞ。もっとも、大腸菌が耐性化している点に注意が必要だ（表 6-3）」

表 6-3 膀胱炎に対する代表的な抗菌薬レジメン

抗菌薬	用量	コメント
ST合剤 （バクタ®配合錠）	2錠、1日2回 （4錠/日）	○ 3日間投与 × サルファアレルギーに注意 × 妊婦には禁忌
シプロフロキサシン	400 mg、1日2回 （800 mg/日）	○ 3日間投与 × 大腸菌が耐性化 × 妊婦には禁忌
レボフロキサシン	500 mg、1日1回 （500 mg/日）	
セファレキシン （セファクロルで代替可）	500 mg、1日3回 （1,500 mg/日）	○ 妊婦に使用しやすい × 5〜7日間投与

〜〜5日後〜〜

「全然治らないってことで膀胱炎の患者さんが再診してきました」

「ほほう……」

「いま少しニヤッとしませんでしたか？」

「うむ。そういえば、尿グラム染色で何も見えなかったよな」

「それがどうしたんですか」

「性交歴があるって言っていた。もう少し詳細に聞いてみないか？」

「プレイをですか？　いい趣味していますね」

治療抵抗性の膀胱炎症状では性感染症を鑑別に

「いや、まぁ、それも問診として大事なんだけど、不特定多数と性交渉していないかとか、同性と異性のどちらと性交渉しているのかとか……」

「読めました！　先生、性感染症を疑っているんですね。そういえば、膀胱炎だと思ったら性感染症だったって症例のお話も以前していました」

Lesson 性感染症の問診

　性感染症に特化した問診を患者に行う際は、個室か、それに準じた環境を用意することしてプライバシーに配慮する。例えば、家族や保護者が同伴していると、どうしても性交歴を教えてくれない患者がいる。そのような場合には、検査などで1人になるタイミングを狙って問診するのがよいだろう。なお、患者に性交歴を聴取する際には「診断に必要な情報で、患者さんみんなに聞いているのですが……」とあらかじめ伝えるようにしたい。聴取すべき内容は「5Ps」で覚えるのがお勧めである（表6-4）。

表6-4 性感染症の問診の5Ps

項目	内容
Partners	相手の性別や人数、不特定多数か
Practices	陰茎や腟以外に、口や肛門を使うか
Protection	コンドームを使用するか
Past history	自分や相手の性感染症の既往
Pregnancy intention	避妊をしているか

「まぁね。でも、ただの膀胱炎の方が圧倒的に頻度は多いから、最初は膀胱炎として治療してみてもいいかなぁくらいには思っていた」

「だったら、再診してきてくれてよかったです。そのままいなくなったら性感染症を他のパートナーにもうつしていたかも……」

「あぁ、それはその通りだな。今回は検査をしっかりやって、決着をつけておきたいところだ」

〜〜数時間後〜〜

「先生、最近新しい彼氏ができて、性交渉したって話でした」

「ほらほら、新しい情報が出てきた。コンドームとかは」

👨‍⚕️「つけてもらえないこともあるということで、ピルを使うようです」

🧑‍⚕️「要するに、unprotected sexual intercourse だったというわけだ」

👨‍⚕️「あと……尿でクラミジア PCR が陽性でした」

🧑‍⚕️「なるほどね。淋菌も調べたよね」

👨‍⚕️「淋菌 PCR は陰性です」

性感染症をひとつ見つけたら

🧑‍⚕️「よし、検査項目を追加しよう」

👨‍⚕️「何をするんですか？」

🧑‍⚕️「性感染症をひとつ見つけたら、芋づる式に他も探していかないといけない。クラミジアが見つかったら、淋菌、梅毒トレポネーマ、ヒト免疫不全ウイルス（HIV）、肝炎ウイルスあたりは見ておきたいな（表6-5）」

表 6-5　最低限の性感染症スクリーニング

HIV 抗体、梅毒トレポネーマ抗体（例：TPHA）、非トレポネーマ抗体（例：RPR）、淋菌・クラミジア PCR、HBs 抗原、HCV 抗体

👨‍⚕️「梅毒の検査がイマイチよく分からないんですよね。あれ、ワケ分からなくないですか？」

🧑‍⚕️「コツを掴めばそんなに難しいものでもないぞ」

Lesson 梅毒の検査

　梅毒検査で躓く医師が多いのは、トレポネーマ抗体検査（例：TPHA）と非トレポネーマ抗体検査（例：RPR）の二系統の検査があって、混乱してしまうからだと思われる（表6-6）。誤解を恐れず端的に申し上げると、トレポネーマ抗体検査は、本物の梅毒かどうかを診断するための検査である。一方で、非トレポネーマ抗体検査は、梅毒の病勢を見るための検査である。アルファベットが多くてややこしいというのであれば、「TPがつくのがトレポネーマ抗体で、TPがつかないのが非トレポネーマ抗体」と覚えるとよい。なお、このTPは、梅毒を起こす *Treponema pallidum* の略称である。

表6-6　梅毒検査

トレポネーマ抗体	非トレポネーマ抗体
TPHA：*T. pallidum* hemagglutination assay FTA-ABS：fluorescent treponemal antibody-absorption test	RPR：rapid plasma reagin VDRL：venereal disease research laboratory test

　さて、TPHAが陽性だと仮定しよう（表6-7）。すると、可能性は2つ。「今、梅毒である」または「昔、梅毒だった」のどちらかである。今か昔かを区別したければ、病勢を評価すればよいだけの話なので、RPRを見ればよい。RPRが陽性であれば「今、梅毒」、RPRが陰性であれば「昔、梅毒だった」ということになるわけである。逆にTPHAが陰性であれば、梅毒である可能性は極めて低く、RPRが上昇していたとしても梅毒以外の理由による偽陽性の可能性が高くなる。なお、ここまでかなり単純化したが、実はプロゾーン現象など、梅毒検査には様々なピットフォールがあるから面白い。興味のある読者は、是非これをきっかけに性感染症を勉強してみてほしい。

表6-7 梅毒検査の結果解釈

		TPHA	
		陽性	陰性
RPR	陽性	梅毒あり	生物学的偽陽性 (感染後早期で偽陰性の可能性あり)
	陰性	梅毒治癒後 (プロゾーン現象の可能性あり)	梅毒なし (感染後早期で偽陰性の可能性あり)

生物学的偽陽性：抗リン脂質抗体症候群などで非トレポネーマ抗体が偽陽性になる現象
プロゾーン現象：抗原が過剰に存在すると抗体検査が陰性化する現象。検体を希釈して再検するとよい

「あと、HIV抗体スクリーニング検査だけどな。検査前に入念に説明して、口頭でいいから患者さんから同意をもらっておく必要がある」

「200人に1人くらいは偽陽性になるとか、仮にHIV感染症でも不治の病ではなく治療手段があるとか、本人以外に無断で結果を説明しないとか、そういった話ですよね」

「そう！ HIV感染症は死に至る病だと言われてきた経緯があって、検査が陽性だと伝えるとショックを受けて、それ以降のお話が入っていかない患者さんが一定数いるんだ。場合によっては自殺してしまう患者さんが出てしまうかもしれない」

「なるほど、だから心に余裕のある検査前に詳細まで説明するんですね」

「そういうことだ。ちなみに、HIV抗体スクリーニング検査が陽性になったら確認検査に進み、そこで陽性になった段階ではじめてHIV感染症の診断が確定する」

「勉強になります」

クラミジア尿道炎に対する抗菌薬

「それで、他の性感染症がなさそうなことが分かったわけだが……抗菌薬はどうする？」

「マクロライドとか、テトラサイクリンとか、キノロンとか……」

「うーん、性感染症の抗菌薬は極めて各論的で、病原体ごとに耐性化の具合が異なっているから面倒くさいんだよね。せっかくだから、淋菌とクラミジアだけ簡単にまとめておこうか（表6-8）」

表6-8　尿道炎に対する治療レジメン [5]

病原体	抗菌薬
淋菌	第一選択：セフトリアキソン1g点滴静注、単回投与
	第二選択：スペクチノマイシン2g筋注、単回投与
クラミジア	アジスロマイシン1g経口、単回投与、または ドキシサイクリン100 mg、1日2回（200 mg/日）を7日間経口投与

「使う抗菌薬もバラバラですけど、治療期間もややこしいですね……」

「うむ。自信がなければ、その都度ガイドブックを読んだ方がいいだろう。あと、やっぱり妊娠の可能性には常に注意しておきたいな」

「今回はクラミジア単独感染らしいので、アジスロマイシンですね」

症　例　〜その後〜

クラミジア尿道炎として、アジスロマイシン1gを単回経口投与したところ、数日の経過で排尿時痛が消失した。淋菌感染症の合併が証明されず、セフトリアキソンは投与しなかった。性交渉のパートナーの受診を勧めたが、パートナーは遠方在住で受診できないとのことだった。パートナーの受診を促すため、これまでの経過を記載した紹介状を作成して手渡した。

> **Take Home Message**
> ・尿グラム染色で菌が見えない膀胱炎ではクラミジアなど染色されない菌を疑うべし
> ・妊娠の可能性がある場合には催奇形性なども意識して抗菌薬を選ぶべし
> ・性感染症診療の基本的な流れを大雑把で構わないので頭に入れておくべし

出典

1) Bookstaver PB, et al. A review of antibiotic use in pregnancy. Pharmacotherapy. 2015; 35: 1052-1062.
2) 忽那賢志.「通常：喉が痛い風邪に第3世代セフェム」→「代替薬：なし？アモキシシリン？」. medicina. 2019; 56: 1074-1076.
3) Hooton TM, et al. Cefpodoxime vs ciprofloxacin for short-course treatment of acute uncomplicated cystitis: a randomized trial. JAMA. 2012; 307: 583-589.
4) Yetsko A, et al. Two times versus four times daily cephalexin dosing for the treatment of uncomplicated urinary tract infections in females. Open Forum Infect Dis. 2023; 10: ofad430.
5) 濵砂良一, 他. JAID/JSC 感染症治療ガイドライン 2018—男性尿道炎とその関連疾患—. 感染症学雑誌. 2018; 92: 313-330.

Column

静注抗菌薬から経口抗菌薬へのスイッチ

COMS 基準

C：Clinical improvement observed
O：Oral route is not compromised
M：Markers showing trend towards normal
S：Specific indication/deep seated infection requiring prolonged intravenous therapy

- COMS 基準は、静注抗菌薬での治療から経口抗菌薬への治療へと移行できる目安を示した基準である。Cは臨床症状が改善していること、Oは経口投与が可能であること、Mはバイタルサインや検査所見が改善していること、Sは静注抗菌薬での長期治療を要する特定の感染症（感染性心内膜炎、髄膜炎、骨髄炎など）でないことを指す。
- 患者の状態が悪化している時に、わざわざ静注から経口へと抗菌薬を変更する読者はいないだろう。従って、CとMについてはあまり意識しなくてもよいと思う。
- 一方で、Oについては注意が必要である。例えば、嘔吐している患者では、薬を内服できないかもしれない。下痢している患者では、薬が腸管からうまく吸収されないかもしれない。服薬アドヒアランスの悪い患者は、薬を飲んでくれないかもしれない。ベッドサイドに足を運んで患者を診ていないと、時に足元を掬われるわけである。
- また、Sについてはエビデンスが更新されている。例えば、感染性心内膜炎に対して、静注抗菌薬で一定期間治療した後に経口抗菌薬に切り替えて治療を完遂できるかが検証されている最中である。この手のエビデンスを解釈する際には、二次文献の情報を鵜呑みにせず、一次文献にあたって起因菌や患者背景などもしっかり読み込むようにしたい。

静注抗菌薬の経口置換

- アンピシリン → アモキシシリン
- アンピシリン・スルバクタム → アモキシシリン・クラブラン酸
- ピペラシリン・タゾバクタム → レボフロキサシン＋メトロニダゾール
- セファゾリン → セファレキシン
- セフトリアキソン → ST合剤（またはレボフロキサシン）
- セフェピム → レボフロキサシン

☐ 一部の静注βラクタム系には対応する経口βラクタム系があるが、残念ながら第3世代以降のセフェム系やピペラシリン・タゾバクタムには対応する経口βラクタム系がない。第3世代経口セフェムは「症例6」で述べた通り、避けたいところである。

☐ そこで、これらの静注βラクタム系を経口置換する際には、非βラクタム系の力を借りるのがよかろう。この時、ST合剤やキノロン系が有力な選択肢になる。ただし、繰り返しになるが（しつこい？）、これらはレンサ球菌や大腸菌の耐性化に注意して使用する。

症例 7　80 歳男性の「市中肺炎」

症例

高血圧症が背景にあり、10 年前に急性心筋梗塞に対して経皮的冠動脈インターベンションを実施したこともある 80 歳男性。昨日までは歩行も食事も普段通りにできていたが、本日から発熱して意識障害も出現したため、当院に救急搬送された。バイアスピリン、ラベプラゾール、サクビトリルバルサルタン、ビソプロロールを内服している。特記すべきアレルギー歴はない。意識レベルは Glasgow Coma Scale で E3V4M6、体温 39.1℃、血圧 130/70 mmHg、脈拍数 100 bpm・整、SpO$_2$ 97％（酸素マスク 6 L/分）、呼吸数 20/分。聴診で右下肺に pan-inspiratory crackles（吸気全体での水泡音）あり。血液検査では、白血球数 1,100/μL（好中球数 850/μL）、ヘモグロビン 11.8 g/dL、血小板数 16.1 万/μL、尿素窒素 23.9 mg/dL、クレアチニン 0.85 mg/dL、CRP 8.4 mg/dL だった。尿定性検査では、白血球も亜硝酸塩も陰性だった。インフルエンザ迅速抗原、SARS-CoV-2 PCR は陰性だった。胸部 X 線では右下肺野を中心とした透過性低下を認めた。

肺炎か心不全か問題

「先生、今回は 80 歳男性の市中肺炎なんですけどいいですか？」

「市中肺炎、ねぇ……」

「レントゲンはこんな感じでした（図 7-1）。さすがに肺炎でよいのではないでしょうか？」

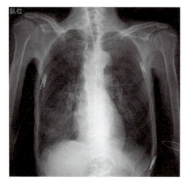

図 7-1 症例の胸部 X 線写真

🧑‍⚕️「うーん、まぁ、肺炎でいいのかなぁ。ただ、肺に陰影ができる病気って結構多いから、なるべく他の疾患を除外しておきたいんだよな。今回は急性心筋梗塞が背景にあるから、心不全が被っていないかが気になる……」

🧑‍⚕️「今回は心エコーを循環器の先生があててくれていて、心不全らしくはないって言っていました」

🧑‍⚕️「そっか。じゃあ、今回は循環器内科の先生方の言葉を信じよう。『肺炎か心不全か問題』は、時に外交問題になるから。呼吸器内科と循環器内科が患者さんを押し付けあって、最終的に『どっちも診られるから』という理由で総合診療科にキラーパスが飛んでくるのがテンプレ」

🧑‍⚕️「あるあるですね。われら総合診療科陣営に自衛策はあるのでしょうか？」

🧑‍⚕️「自衛策っていうのも変だけど、ここは基本に忠実に、Framingham 基準を使って鑑別診断を進めるのがいいだろうね（表 7-1）。うっ血性心不全を支持する所見がないかを丁寧に拾い上げていって、治療機会を逃さないようにするのが大事なんだと思う」

🧑‍⚕️「なるほど」

表 7-1　Framingham 基準[1]

大基準	小基準
夜間発作性呼吸困難 または起坐呼吸 頸静脈怒張 肺湿性ラ音 心拡大 急性肺水腫 Ⅲ音、奔馬調律 静脈圧上昇≧ 16 cmH$_2$O 循環時間延長≧ 25 秒 肝頸静脈逆流	下腿浮腫 夜間咳嗽 労作性呼吸困難 肝腫大 胸水貯留 肺活量減少 頻脈≧ 120 bpm

補足：5 日間の治療で 4.5 kg 以上の体重減少があった場合、心不全治療の効果なら大基準 1 つ、それ以外の治療の効果なら小基準 1 つにカウントする

「ちなみに余計かもしれないが、『レントゲン』は一般向けの言葉な。カンファレンスで出す時なんかは医学用語である『胸部 X 線』を使った方がいいな」

「どさくさ紛れに普段言いたくても我慢していることを……」

「いいじゃん。これをリアルで言い始めると、後輩たちが面倒くさがって逃げ出しちゃうんだよ。いやぁ、活字って便利だねぇ」

肺炎球菌尿中抗原の罠

「ところで、喀痰培養も血液培養も採取できたので、そろそろ抗菌薬を選びたいんですが」

「うん、治療開始が早いに越したことはないからな」

「肺炎球菌尿中抗原が陽性でした。レジオネラは陰性でしたけど」

「ほう」

「前からやってみたかったんですけど、『Narrow is beautiful.』（訳：狭域抗菌薬を使えるヤツはイケている）ということで、ペニシリン G を使っちゃっていいですか？」

「ダメ！　絶対にダメ！」

「えっ……だってこれ、肺炎球菌性肺炎じゃないですか」

「ふむ、じゃあ敢えて問おう。『肺炎球菌尿中抗原が陽性なので、肺炎球菌性肺炎である』……マルか、バツか？」

「流れ的にはバツになっちゃいますよね。でも、どうしてですか？」

「ロジックが大事なんだ。ほら、肺炎球菌が感染しているからといって、他の細菌が感染していないとは言えない！」

「あっ！」

「市中肺炎の起因菌としては、肺炎球菌、インフルエンザ桿菌、モラキセラあたりが有名なんだが、これらが重複感染していることは割とよくあるんだ。あと、肺炎球菌尿中抗原は、*Streptococcus mitis* などがいると偽陽性になることがある点も注意しておきたいな」

「なるほど。言われてみれば、『Narrow is beautiful.』を叫んでいる人たちは熱心に喀痰グラム染色をしていましたね。あれは肺炎球菌以外の細菌がいないのを確認する意味合いもあったのか……」

臓器や病原体に気をとられると宿主因子を見落としがち

「うむ、よく気がついた。その通りだ。喀痰グラム染色を見るまでペニシリンG単独で挑むのはやめておいた方がいいってことなんだよな。そういうわけで、ちょっくら染めてみた（図 7-2）」

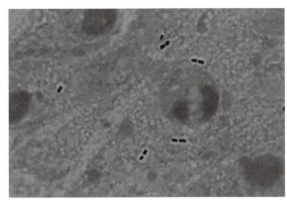

図 7-2 症例の喀痰グラム染色像

「おっ、グラム陽性双球菌ですね！ 莢膜（菌体周囲の白抜け）もついているから肺炎球菌ですよね。先生、肺炎球菌だけしかいないので、今度こそペニシリンGでいいんじゃないですか？」

「ダメだ！」

「なぜです」

「感染臓器や病原体が分かれば使うべき抗菌薬も決まってしまうことが多いんだが、今回は宿主の背景因子も考慮する必要がある」

「抗菌薬の副作用歴とかアレルギー歴はなさそうですけど……」

「白血球数に注目されたし」

「白血球数が 1,100/μL と少ないですけど、これがどうしたんですか？」

「感染による侵襲が強くて骨髄抑制に至ったものと推測するんだが、これは発熱性好中球減少症に準じる状況と言えるんじゃないかな」

「発熱性好中球減少症の定義は……『好中球＜ 500/μL、あるいは 48 時間以内にそうなると予測される場合に、体温が 37.5℃以上に発熱した状態』のことですね(棒読み)。言われてみれば当てはまりそうです」

「そうだろう。そして、発熱性好中球減少症では緑膿菌をはじめとするグラム陰性桿菌による感染症が致命的になりえるのだ！」

「ということは、今回はスペクトラムをある程度広くして緑膿菌もカバーしておいた方がいいということですね」

「その通り」

カルバペネム系最強説の罠

「喀痰では肺炎球菌が見えていて、意識障害があって、骨髄抑制が出るほどの重症で……となると、髄膜炎は大丈夫なんでしょうか？」

「当然、気にしないといけないな。実はさっき腰椎穿刺をしていたんだが、幸いにして細胞数は上がっていなかったし、糖も下がっていなかった。経過次第とはいえ、髄膜炎の可能性は下がったと見ていいと思う」

「はぁ。考えることが多くて疲れますね……」

「それが内科の面白いところなんだけどな。そういうわけで、抗菌薬はどうする？」

「ええと、メロペネムで」

「メロペネムも選択肢のうちだな。今回は、喀痰で見えている肺炎球菌をカバーしつつ、好中球減少症下で致命的になりうる緑膿菌もカバーできる抗菌薬を選びたい。そうすると、ピペラシリン・タゾバクタム、セフェピム、メロペネムあたりが妥当な選択肢だろう」

「セフェピムは脳症がちょっと気になるんですよね。既に意識障害を起こしている患者さんに使うと経過がややこしくなりそうで」

「そういった副作用を根拠に抗菌薬を選択するのはいい考え方だ。実際的には、腎機能障害がある患者でセフェピム脳症を警戒する」

「こうして話しているうちに、メロペネムじゃなくてピペラシリン・タゾバクタムでもいいような気がしてきました」

「ふむ、意外と知られていないことなんだが、肺炎球菌に対してはカルバペネム系よりもペニシリン系やセフェム系の方が有利なんだよな」

「えっ、そうなんですか？」

「ほれ、茨城版JANISのデータをお見せしよう」

Lesson　肺炎球菌のカルバペネム耐性 [2-4]

　カルバペネム系と言えば、βラクタム系の中でも最もスペクトラムの広い抗菌薬と認識されている方が多いかと思う。この認識は決して誤ってはいないのだが、他のβラクタム系と比べてカルバペネム系が苦手とする細菌がいくつかあることは知っておいてよいだろう。例えば、セフェム系は腸球菌をカバーしないことで有名だが、カルバペネム系もペニシリン系ほどには強い腸球菌活性を持っていない。また、肺炎球菌もカルバペネム系が苦手とする細菌である。2022年度に茨城県の入院検体から分離された肺炎球菌のデータをみると、ペニシリンGの感受性率が98.4％、セフォタキシム（セフトリアキソンと同じ第3世代セフェム系）への感受性率が100％なのに対し、メロペネムへの感受性率はわずかに76.3％であった（図7-3）。肺炎球菌のカルバペネム耐性の機序はペニシリン結合蛋白（PBP1A、PBP2X、PBP2B）の変異と考えられるが、その詳細までは解き明かされていない。

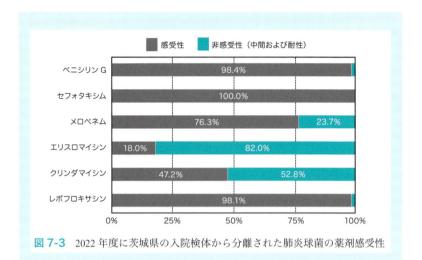

図 7-3 2022 年度に茨城県の入院検体から分離された肺炎球菌の薬剤感受性

「うそ、メロペネムが想像以上にいまいちですね」

「でしょ？　これが現実なんだ」

「知らないって怖いなぁ」

「細菌性髄膜炎の経験的治療でメロペネムとセフトリアキソンのどっちを優先するかって議論があるんだけど、個人的には肺炎球菌のカバー率を優先してセフトリアキソンを使う派なんだ」

「分かりました。今回はピペラシリン・タゾバクタムにします！　腎機能は問題なさそうなので、4.5 g、8 時間毎 点滴静注（13.5 g/ 日）で」

「素晴らしい！　カルバペネムを温存できて吾輩も満足」

「むむっ、正体を現しましたね！　メロペン警察！」

〜〜 5 日後〜〜

「白血球数が 6,000/ μL まで回復しました」

「おっ、経過は順調そう？」

「酸素は鼻カヌラ1 L/分のところまで減らせましたし、患者さんもご飯を食べられています」

「誤嚥しなくてよかった」

「本当にそれですよ。経管栄養になるのは患者さんが可哀そうですもん！ ただ、ここで抗菌薬の de-escalation を相談したくて」

「おや？ 既に5日経っているから、肺炎に対する抗菌薬治療期間も十分なんじゃないの？」

意外と身近な5類全数把握疾患

「それが……血液培養で肺炎球菌が発育していました」

「なんと！」

「そういうわけで、治療期間は伸ばそうと思います」

「承知した。そうすると、すぐにやるべき事務仕事がある」

「と言いますと？」

「無菌検体から肺炎球菌が生えたってことは、『侵襲性肺炎球菌感染症』ってことになるんだけど、これは感染症法で5類の全数把握疾患」

「保健所に届け出ないといけないんですね！」

「いかにも。エキゾチックな感染症じゃなくても感染症法で届け出ないといけない疾患があるから要注意だ（**表 7-2**）。肺炎球菌だけじゃなくて、インフルエンザ桿菌も無菌検体で生えたら届け出ないといけない」

表 7-2　全数把握の対象となる 5 類感染症[5]

ウイルス感染症
ウイルス性肝炎（E 型肝炎と A 型肝炎は 4 類）、急性脳炎、後天性免疫不全症候群、水痘、先天性風疹症候群、百日咳、風疹、麻疹
細菌感染症
カルバペネム耐性腸内細菌目細菌感染症、劇症型溶血性レンサ球菌感染症、侵襲性インフルエンザ菌感染症、侵襲性髄膜炎菌感染症、侵襲性肺炎球菌感染症、梅毒、破傷風、バンコマイシン耐性黄色ブドウ球菌感染症、バンコマイシン耐性腸球菌感染症、薬剤耐性アシネトバクター感染症
その他の感染症
アメーバ赤痢、クリプトスポリジウム症、クロイツフェルト・ヤコブ病、ジアルジア症、播種性クリプトコッカス症

肺炎球菌は培養で生えにくい

「それにしても、よく肺炎球菌が培養で発育したね」

「珍しいんですか？」

「珍しくはないけど、発育してくれないことも結構あるから」

「そうなんですか」

「肺炎球菌は、自己融解酵素を出して自滅しちゃう。だから、培養で生やそうとしても生えてこないことがあるんだ。やっちゃいけないのは、肺炎球菌がいそうな検体を常温で一晩放置してから検査室に提出するプラクティス。これをやると肺炎球菌が自滅して、容易に生えなくなる」

「病院の当直体制次第ではやってしまいそうですね」

「うむ。あとは、自滅しかかっている肺炎球菌は、グラム染色するとグラム陽性でなく陰性に染まって見えることもあるんだ」

薬剤耐性はインフルエンザ桿菌から学べ

「肺炎球菌の話ばかりですけど、他の菌の話題はないんですか？」

「熱心だね。せっかくだから、インフルエンザ桿菌も少し触れておこう。以前、胡麻のように小さいって言ったのは覚えているな？（p. 66）」

Lesson

インフルエンザ桿菌から見た薬剤耐性 6)

　薬剤耐性には様々なメカニズムがある。ここではインフルエンザ桿菌を題材に、①βラクタマーゼ、②ペニシリン結合蛋白の変異という2つの機序を学んでみよう。これらの耐性機構を持たないインフルエンザ桿菌がいるのだが、このタイプはアンピシリンに感受性である。しかし、人間が容赦なくアンピシリンを使ってくるので、インフルエンザ桿菌としても生き残る方法を考えなければならない。そこで現れるのが、βラクタマーゼ産生アンピシリン耐性（BLPAR）株。βラクタマーゼを産生することで、アンピシリンを使い物にならなくするのである（図7-4）。ところが、人間もこれに対抗して、βラクタマーゼ阻害薬をアンピシリンに備え付けることで、アンピシリン・スルバクタムを生み出す。BLPAR 株はアンピシリン・スルバクタムには歯が立たない。そこでインフルエンザ桿菌が次に採った生き残り策が、ペニシリン結合蛋白（PBP3）の変異……つまり、抗菌薬が結合する「鍵穴」の形を変えてしまう方法である。こうしてβラクタマーゼ非産生アンピシリン耐性（BLNAR）株が誕生した。この BLNAR 株を叩くためには、「鍵穴」に合う抗菌薬を他から探してくる必要がある。この条件を満たすのが、セフトリアキソンなど第3世代以降のセフェム系抗菌薬である。

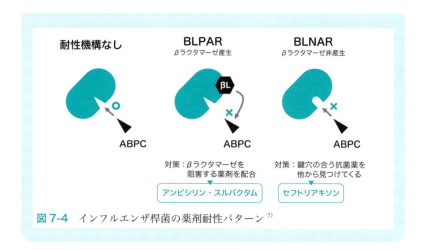

図 7-4　インフルエンザ桿菌の薬剤耐性パターン[7]

「イメージ画像と抗菌薬選択の考え方が直結している……！」

「インフルエンザ桿菌は薬剤耐性の勉強に向いているモデルだと個人的に思っていて、いつもこの図を使って説明しているんだ。もっとも、簡略化＆脚色し過ぎているきらいがあるから、詳細を知りたくなったら参考文献もぜひチェックしてほしい」

ようやくペニシリン G の出番だ

「それはそうと、de-escalation はペニシリン G でいいですか？　用量は、1 日あたり 1,200 万単位の持続静注で」

「忘れていた！　その用量で大丈夫。400 万単位を 200 mL くらいの溶媒に溶かして 8 時間かけて持続静注する。これを 3 回やれば 1 日あたり 1,200 万単位になる計算だよな」

「ペニシリン G は半減期が短いから、頻回に投与しないと血中濃度を保てないんでしたよね」

「うむ。かといって、マニュアルに書いてある通りの 4 時間毎に点滴静注なんてオーダーをしてしまうと、あまりに煩雑だから看護師さんを敵に回す……それだけは絶対に避けにゃならん。だからこそ、24 時間持続静注にした方が無難なのだ」

「……先生はどうして看護師さんに勝てないんですか？」

「心根が優しすぎて強気になれないからだ」

「まぁ、つまりは小心者だからってことですね」

症　例　〜その後〜

ピペラシリン・タゾバクタムからペニシリンGに抗菌薬を変更し、合計で14日間の抗菌薬治療を行った。意識は入院数日後には発症前レベルまで改善しており、その頃までには解熱もしていた。抗菌薬治療後も鼻カヌラ1L/分の酸素療法が必要な状態が持続し、その間はリハビリテーションを行った。20日目に酸素療法を離脱でき、22日目に自宅退院した。

Take Home Message

- 肺炎と心不全の鑑別診断では病歴や身体所見を大切にするべし
- 肺炎球菌尿中抗原検査の限界を知って正しく解釈するべし
- カルバペネム最強説から脱却するべし

出典

1) McKee PA, et al. The natural history of congestive heart failure: the Framingham study. N Engl J Med. 1971; 285: 1441-1446.
2) 厚生労働省．院内感染対策サーベイランス事業．
https://janis.mhlw.go.jp/report/index.html（2024年5月18日閲覧）
3) Van Bambeke F, et al. Multidrug-resistant Streptococcus pneumoniae infections: current and future therapeutic options. Drugs. 2007; 67: 2355-2382.
4) 杉田香代子, 他．肺炎球菌に対する各種抗菌薬の抗菌力．日本化学療法学会雑誌．2003; 51: 13-17.
5) 厚生労働省．健康・医療感染症法に基づく医師の届出のお願い．
https://www.mhlw.go.jp/stf/seisakunitsuite/bunya/kenkou_iryou/kenkou/kekkaku-kansenshou/kekkaku-kansenshou11/01.html（2024年5月18日閲覧）
6) Ubukata K, et al. Association of amino acid substitutions in penicillin-binding protein 3 with beta-lactam resistance in beta-lactamase-negative ampicillin-resistant Haemophilus influenzae. Antimicrob Agents Chemother. 2001; 45: 1693-1699.
7) 伊東完, 他．医学書院 ジェネラリストNAVI 抗菌薬ものがたり 第54回 薬剤耐性はインフルエンザ杆菌に学べ．
https://gene-navi.igaku-shoin.co.jp/articles/antibacterial_054（2024年5月18日閲覧）

謝辞：本症例の図 7-4 は、医学書院からの転載許諾のもとで掲載させていただきました。

Column

アジスロマイシンの代替薬

アジスロマイシンのスペクトラム

- グラム陽性球菌：ブドウ球菌、レンサ球菌、肺炎球菌をカバーしうる
- グラム陰性桿菌：カンピロバクター、サルモネラ、時に大腸菌をカバー
- 嫌気性菌：横隔膜から上の嫌気性菌をカバーしうる
- その他：マイコプラズマ、レジオネラ、クラミジアなど細胞内寄生菌

☐ 抗菌薬は、グラム陽性球菌、グラム陰性桿菌、嫌気性菌の枠組みで覚えると分かりやすいが、マクロライド系やテトラサイクリン系は例外。

☐ 見ての通り、アジスロマイシンは効くのか効かないのかよく分からないところがあって、ややこしい。従って、アジスロマイシンは、使うべき限られた状況を暗記するのが賢い。

アジスロマイシンをよく使う状況

- カンピロバクター腸炎、中等症以上の旅行者下痢症
- 非定型肺炎（マイコプラズマ肺炎、レジオネラ肺炎など）
- クラミジア感染症

☐ カンピロバクター腸炎や旅行者下痢症に対して抗菌薬は必須でないが、脱水を伴う場合や免疫不全者の場合は抗菌薬を使うことがある。ここで第一選択薬として使われるのがアジスロマイシンである。

☐ 重症肺炎に対してはマイコプラズマやレジオネラなどのカバーを念

頭にアジスロマイシンをよく使う。クラミジア感染症に対しても有効である。これらの細胞内寄生菌を狙う場合、アジスロマイシンなどのマクロライド系がキードラッグになるわけである。
- □ 同じマクロライド系であるクラリスロマイシンは、非結核性抗酸菌症やピロリ菌感染症に対して使用する。ただ、本書の範囲を越えてしまうので、詳細は割愛する。
- □ マクロライド系はQT延長症候群を起こす。従って、QT延長がある患者に対しては致死的不整脈を生じかねないので使用を避けた方が無難。また、ワルファリンなど他薬剤との相互作用にも注意したい。

非定型肺炎に対するアジスロマイシンの代替薬

○ テトラサイクリン系：ミノサイクリン
△ キノロン系：レボフロキサシン

- □ アジスロマイシンなどのマクロライド系を使えない理由の多くがQT延長である。高齢社会ゆえ、心電図異常のある高齢者が多いのだ。幸い、テトラサイクリン系ではQT延長が見られないので、代替薬として使うことができる。ただし、テトラサイクリン系では一部のレジオネラ（*Legionella longbeachae*）が耐性である。
- □ キノロン系は、残念ながらQT延長を起こすので、アジスロマイシンの代替薬として使う場面も少ないように感じる。

症例 8　**85 歳女性の「誤嚥性肺炎」**

症例

脂質異常症が背景にある 85 歳女性。施設入所中で、食事は自力で全量摂取できていたが、本日からほとんど食事を食べられずに体を震わせていた。施設員が体温を測定したところ、38.4℃であったため、アセトアミノフェンを内服してもらったが、解熱せず、SpO₂ も 89％まで下がっていたために当院に救急搬送されるに至った。アトルバスタチンを内服している。特記すべきアレルギー歴はない。意識レベルは Glasgow Coma Scale で E3V5M6、体温 37.4℃、血圧 138/61 mmHg、脈拍数 84 bpm・整、SpO₂ 93％（室内気）、呼吸数 20/分。聴診で左下肺に pan-inspiratory crackles（吸気全体での水泡音）あり。血液検査では、白血球数 11,400/μL、ヘモグロビン 9.9 g/dL、血小板数 16.6 万/μL、尿素窒素 25.5 mg/dL、クレアチニン 0.75 mg/dL、CRP 5.3 mg/dL だった。尿定性検査では、白血球も亜硝酸塩も陰性だった。インフルエンザ迅速抗原、SARS-CoV-2 PCR は陰性だった。胸部 X 線では左下肺野に透過性低下を認めた。

誤嚥性肺炎の診療を向上させるためには

「また誤嚥性肺炎ですか」

「超高齢社会の風物詩にして、総合内科の代名詞的疾患でもある。気持ちは分かるが、我ら総合内科医の受け持ちが誤嚥性肺炎だらけになるのは諦めるしかないんじゃないか？」

「とはいっても、あまりに誤嚥性肺炎ばっかりだとつらくなってきます」

「誤嚥性肺炎の診療を嫌う医者は結構多いよな。ただ、総合診療界隈には誤嚥性肺炎にやたら熱心な集団がいてだな」

「本当ですか？」

「うん。誤嚥性肺炎の患者さんを診るとテンションが上がってしょうがない人たちがこの世にはいる」

「物好きですね。少なくとも僕の周りにはいません。先生の友だちには多そうですけど」

「いや、それはどうだろう（笑）。ただ、県外に出るとたくさんの超人・変人・奇人に出会えるから、先生もいいタイミングで武者修行に出るといい。度肝を何度も抜かれているうちに、自分自身も磨かれてくるから。それはそうと、先生は誤嚥性肺炎をどう治療する？」

「絶食にして、それ以上は誤嚥しないようにします。そして、抗菌薬で肺炎を治します。最後に、経管栄養か中心静脈栄養を開始して施設か療養型病院に送る感じです」

「よくある診療の流れだよな。ただ、もっとレベルアップできる」

「……と言いますと？」

「先生の診療は、『誤嚥性肺炎』の『肺炎』だけを治して『誤嚥』を治さないやり方。やりようによっては『誤嚥』の方も治せることがある」

「……うーん、嚥下機能不全もある種の臓器不全で、肝不全とか心不全と同じく治せないものなのでは？」

「もちろん、治せない患者さんも多い。ただ、認知症の患者さんで神経梅毒などの『treatable dementia』を見逃さないようにするのと同じように、誤嚥性肺炎の患者さんでも『treatable aspiration』を見逃さない努力ができるはずなんだよ」

「なるほど。そうしたら、今回はちょっと指南してほしいです」

「もちろん！」

誤嚥性肺炎の背景疾患を探せ

「早速ですけど、胸部X線画像を出しておきますね（図8-1）」

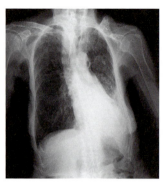

図 8-1 症例の胸部 X 線像

「なるほど、左下肺野に肺炎がありそうだな。ただ、左胸水もあるように見える」

「言われてみれば」

「胸水についても教えたいことが山ほどあるんだが、先に『誤嚥』との戦い方を話しておこう。忘れちゃいそうだからな」

「脱線に注意しないとですね」

「さて、S 君。君は『嚥下の 5 期モデル』を知っているかね（表 8-1）」

表 8-1 嚥下の 5 期モデル

	機能	関係しうる疾患例
先行期	食物を視認	認知症、意識障害を生じうる各疾患（脳出血など）
準備期	食物を咀嚼	齲歯、シェーグレン症候群、薬剤性口腔内乾燥症など
口腔期	食塊を咽頭に送る	神経疾患、舌癌、口腔カンジダ症、廃用症候群など
咽頭期	食塊を食道に送る	神経疾患、反回神経麻痺、咽喉頭癌、廃用症候群など
食道期	食塊を胃に送る	逆流性食道炎、食道アカラシア、食道癌など

「一応、知ってはいます。医学生の時にリハビリの授業かなんかで見たかもしれないです。でも、これが何の役に立つんですか？」

「誤嚥するというのは、嚥下のプロセスのどこかに問題を抱えているということだ。もちろん、高齢者では複数のプロセスに問題を抱えていることもあるのだが、もし抱えている問題がひとつやふたつだとしたら、何とか修復できそうだと思わないか？」

「なるほど、つまり……この5期モデルを使えば、『嚥下』のどのプロセスに問題があるのかを系統的に検索することができる。チェックリストとして役に立つということですね！」

「おおっ！　その通り。察しがよくて助かる！」

「そうすると、胸部にとらわれずに全身を意識した身体診察が必要かぁ」

「お？」

「ちょっと神経診察してみますね……両上肢は固い。筋固縮ありですね。あと、Myerson 徴候も陽性。両手はずっと丸薬まるめ運動かぁ……」

「せんせー、まいやーそん徴候ってなんすか？」

「パーキンソン病の徴候のひとつです。眉間を指でトントンと叩いて刺激すると瞬きしちゃうと思うんですけど、僕らだったらだんだんと慣れて瞬きしなくなりますよね。でも、パーキンソン病の患者さんだと延々と瞬きし続けるんですよ」

「おおっ、本当だ！」

「そういうわけで、この患者さんは多分パーキンソン病が隠れています」

「すげぇ」

「いや、これくらいは初期研修医レベルですよ。確定診断するために DAT スキャンしちゃいますからね」

「ちょっと入れ知恵しただけで見違えた……」

肺炎随伴性胸水と膿胸

「そういうわけで、誤嚥した原因も恐らくはパーキンソン病なんでしょうね。こりゃ、抗菌薬だけじゃなくて、L-DOPA も必要そうです」

「うん、やっちゃえ、やっちゃえー！（分かんねぇ……！）」

「『誤嚥』の治療の目途が立ったところで、先ほどチラッと出てきた胸水の話を教えてください」

「おっ、おう。まず、基本的なことなんだが、『漏出性胸水』と『滲出性胸水』の違いは分かるか？」

「ええと、よくごちゃまぜになります」

「そうだな。胸水中の蛋白質が少ない胸水が『漏出性』で、心不全や肝硬変が原因になる。一方で、蛋白質が多い胸水が『滲出性』で、感染症や悪性腫瘍が原因になる（表 8-2）」

表 8-2　Light の基準 [1,2)]

以下のうち、少なくともひとつを満たす場合は滲出性胸水
1.　胸水総蛋白／血清総蛋白 > 0.5 2.　胸水 LDH／血清 LDH > 0.6 3.　胸水 LDH > 血清 LDH 正常値上限の 2/3

LDH：乳酸脱水素酵素

「問題は、同じ説明を何度聞いても覚えられないことです」

「じゃあ、『漏出性』は『蛋白質がロウ（low）』とでも覚えておきな」

「あっ、その語呂合わせ、いいですね」

「それで、今回の症例は片側胸水で、肺炎と接する形で生じている。肺炎随伴性胸水や膿胸を鑑別診断に挙げる必要があるんだよな」

「できれば胸腔穿刺したいですけど、今回は超音波で見ても量が少ないんですよね」

「うむ。安全性って意味ではちょっと穿刺したくない量だよな。穿刺できる時であれば、さっさと穿刺してしまった方がいい。診断に役立つだけでなく、ドレナージによる治療効果も見込めるから」

胸水検査の実際

「ところで、胸腔穿刺する時って結構色々な検査を出しますよね。あれもなかなか覚えられなくて」

「実は自分も完璧には覚えていない（笑）。メモ書きを用意しておいて、職場が変わるごとにカルテにセットオーダーで覚えさせると抜け落ちがなくなるんじゃないかな（**表 8-3**）」

表 8-3 胸水検査のオーダー例[3]

検査	コメント
ルーチンで実施する検査項目	
総蛋白、乳酸脱水素酵素	Light の基準を使うため、血清でも同じ項目を確認
pH、糖	pH＜7.20 や糖＜60 mg/dL は複雑性肺炎随伴性胸水や膿胸を示唆し、胸腔ドレナージを要する可能性
一般細菌塗抹・培養	血液培養ボトルで提出すると感度が上がる可能性あり
抗酸菌塗抹・培養	結核 PCR も同時にオーダー
細胞診	悪性腫瘍の鑑別のために提出
状況に応じて追加する検査項目	
アデノシンデアミナーゼ	結核性胸膜炎に対して感度・特異度が高い ただし、膿胸や悪性腫瘍でも時に上昇
ヘマトクリット	＞1%で肺炎、肺塞栓症、悪性腫瘍、外傷を示唆 ＞0.5× 血液ヘマトクリット値で血胸を示唆
脳性ナトリウム利尿ペプチド	心不全で上昇するため、漏出性胸水で提出を検討
中性脂肪、コレステロール	乳び胸と偽乳び胸の鑑別診断に有用
腫瘍マーカー	悪性腫瘍を強く疑う時に提出することがある CEA、CA125、CA15-3、CYFRA、メソテリンなど

「あと、肺炎随伴性胸水や膿胸を疑っている時の胸腔穿刺は、思い立った時にやってしまうことをお勧めしたい」

「……と言いますと？」

「数日放っておくと胸水が固まってしまって、胸腔内に隔壁を作っちゃうことがあるんだ。そうすると、穿刺しても液体を十分に引けなくなってしまって苦労するんだ」

アンピシリン・スルバクタム vs セフトリアキソン

「勉強もしたことだし、そろそろ抗菌薬を選んでいいですか？」

「いいよ、何を使うの」

「アンピシリン・スルバクタムを 3 g、6 時間毎 点滴静注（12 g/日）でいかがでしょう？」

「いいんじゃないかな、王道って感じがする」

「でも、セフトリアキソンといつも迷うんですよね」

「なるほど、よくある二択かもしれない。アンピシリン・スルバクタムとセフトリアキソンには、それぞれメリットとデメリットがあるけど、そのあたりはどう？」

「うーん、自信ないなぁ。嫌気性菌だったらアンピシリン・スルバクタムの方がいいとか、断片的な知識はあるんですが……」

「これはペニシリン系とセフェム系を使い分ける上で大事なポイントだから、まとめておこうか（表 8-4）」

表 8-4　アンピシリン・スルバクタム vs セフトリアキソン

	アンピシリン・スルバクタム	セフトリアキソン
グラム陽性球菌	○	○
グラム陰性桿菌	△	○
嫌気性菌	○	△
理屈上は……	嫌気性菌のカバー面で、誤嚥性肺炎に有利かも？	インフルエンザ桿菌のカバー面で、市中肺炎に有利かも？

「そういえば、セフトリアキソンはインフルエンザ桿菌の BLNAR 株に有利って話がありましたね！（p. 113）」

「そうそう。誤嚥の要素が大きい時は、嫌気性菌が関与していそうなので、アンピシリン・スルバクタムを使う。誤嚥の要素が比較的小さい時は、インフルエンザ桿菌を意識してセフトリアキソンを使う。そんな感じの理屈があるんだ」

「肺炎随伴性胸水や膿胸の時はどうするんですか？」

「口腔内の嫌気性菌が関与していることが多い。セフトリアキソンでもある程度はカバーできるんだけど、アンピシリン・スルバクタムの方が無難なのかもしれないな」

Lesson 　肺炎随伴性胸水や膿胸に対する抗菌薬選択 [4-6]

　肺炎随伴性胸水や膿胸の起因菌としては、肺炎球菌や口腔内のレンサ球菌（例：*Streptococcus anginosus*、*S. intermedius*）、嫌気性菌（例：*Fusobacterium* 属、*Prevotella* 属、*Parvimonas* 属）が多くを占めており、院内発生や免疫不全者の場合は黄色ブドウ球菌やグラム陰性桿菌が関与することもある。基本的には、口腔由来のグラム陽性球菌と嫌気性菌を優先的にカバーすればよいので、アンピシリン・スルバクタムがスペクトラムとしては妥当であろう。同様の理由でクリンダマイシンも選択肢に入るが、嫌気性菌が耐性化傾向にあるため、使用には慎重を要する。セフトリアキソンなどのセフェム系を使用する場合は、嫌気性菌カバーのためにメトロニダゾールの併用を考慮したい（ただし、口腔内嫌気性菌に対してメトロニダゾールは必須でないという知見もある）。胸腔は抗菌薬が比較的移行しにくいため、なるべく静注抗菌薬での治療期間を確保することが望ましい。アモキシシリン 6 g/ 日を経口投与しても治療に十分な胸水濃度に達しなかったというコホート研究があることは注目に値する。余談ながら、なぜ口腔内の細菌が胸腔に感染を起こすのかは完全には解明されていない。現時点では、齲歯などを侵入門戸とした血行性感染説が有力である。

「ただ、ちょっと思ったんですけど、セフトリアキソンで誤嚥性肺炎を治療してもあんまり失敗したことがない気がするんですよね……」

「いい気付きだ。実は、肺炎に対してアンピシリン・スルバクタムとセフトリアキソンのどっちを使うべきかはこれまで繰り返し研究されてきたテーマなんだよ」

「結果はどうだったんですか？」

「メタアナリシスによると、治療成績にほとんど差がなかったんだ[7]」

「えっ、じゃあ、さっきの使い分けの理屈って……」

「うむ。われわれが想像しているほど臨床的に意味のあるものではないのかもしれないな」

誤嚥性肺炎への抗菌薬治療期間

「ところで、肺炎に対する抗菌薬の投与期間って5〜7日ですよね」

「そうだな。最近は『The shorter, the better.』という考え方が台頭しているから、3日間でも大丈夫なのではと言う専門家もいるが、まぁ、臨床経過をみながら5日間くらいにしておくのが妥当だろうな」

「ただ、たまに病変がやたら広い誤嚥性肺炎の患者さんもいませんか？」

「いるけど、それがどうしたんだ」

「あれに対しても5〜7日で本当にいいのかは疑問に思うんですよ」

「なるほど、いい着眼点かもしれない。『臨床経過をみながら』なんて言葉で逃げずに、もう少しちゃんとした指針を提示してほしいわけだ」

「その通りです」

「ポイントは、肺化膿症に至っているかどうかなんだと思う」

「肺化膿症っていうのは、肺膿瘍のことですよね」

「そうそう。膿胸とはちゃんと区別するんだぞ。肺化膿症は肺実質の感染症、膿胸は胸腔の感染症（図 8-2）。要は、肺内か肺外かの違いだ」

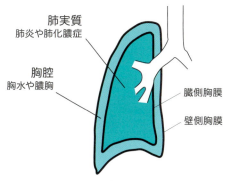

図 8-2　肺化膿症 vs 膿胸

「それで、文献にもよるけど、肺化膿症に対する治療期間は約 3〜6 週間とされる」

「なるほど」

「ただ、肺病変が消失するまで治療しきるのが適切かというと、必ずしもそうではない。炎症が生じた後の肺組織は器質化してしまうから、病原体がいなくなった後もすぐには消失しないものなんだよ。でも、病原体は既にいないわけだから、この時点で抗菌薬を使う意味もほとんどない」

「肺化膿症と器質化肺とを識別する方法はあるんですか？」

「胸部造影 CT かな。こればかりは造影しないと分からない。肺化膿症では活動性の炎症が局所にあるから、血流も豊富で造影効果を伴いやすい。感染症が収束した後の器質化肺は造影効果に乏しい」

「なるほど、どうしても分からない時は参考にできそうですね」

膿瘍に対するドレナージの例外

「ちなみに、肺化膿症では膿胸と違ってドレナージをあんまりやらないんだ。肺実質に針を刺すのは単純に危ないからね。それに時間さえかければ、抗菌薬単独で治ってしまうことが多いんだ。他にも、膿瘍なのに敢えてドレナージしないことがある感染症がいくつかある（表8-5）」

表 8-5　敢えてドレナージをしないことがある膿瘍病変[8, 9]

疾患	理由
肺化膿症（肺膿瘍）	多くは抗菌薬での保存的加療で治療を完遂可能 肺実質の穿刺が安全でない
アメーバ性肝膿瘍	非複雑性の場合は穿刺するメリットが確立されず
虫垂周囲膿瘍	緊急手術は虫垂根部の処置が難しく、合併症リスクになるため、抗菌薬で保存的に加療（ただし、経皮的ドレナージを組み合わせることはある）

「そんなに多くないですね」

「うむ。やっぱり、膿瘍はドレナージが基本だ。ここに挙がっている疾患にしても、絶対ドレナージしないわけじゃなくて、状況に応じて検討することはある。実際、アメーバ性肝膿瘍はタイなんかだと穿刺排膿しちゃうことが多い」

「どうしてですか？」

「アメーバに対する血清学的検査にはコストがかかるから、医療経済的に現実的じゃないんだ。だから、超音波ガイド下に膿瘍を穿刺して、引けてきた膿がアンチョビペースト様であるのを確認する。それを顕微鏡で見ながら診断するんだよね。どうせ診断のために刺すんだったら、治療も一緒にしてしまえって話になるわけ」

「なるほど、同じ疾患でも国によっては診断や治療がだいぶ変わってくるわけですか」

「そう。タイに短期留学に行った時に臨床推論の講義があったんだけど、『腹部 CT を撮影します』みたいなこと言ったら、『そんな贅沢な

国は世界でも日本しかありません！』って怒られた。『熱源が不明なので全身CT撮影します』なんて言おうものなら、スタッフ全員が卒倒しかねない世界だ」

「日本の医療は良くも悪くも恵まれ過ぎなんですよね……」

「そうなんだよ。やっぱり外の世界を見てこないと、日本の常識の歪みはなかなか見えないものだ」

誤嚥性肺炎に対して抗菌薬以外にできること

「抗菌薬を始めて、パーキンソン病も診断を確定したら治療しようと思うんですけど、他に何かできることはありますか？」

「口腔ケアとか、体位の見直しとか、服薬調整とかかな。森川 暢先生のABCDEアプローチを参考にするといいぞ（表8-6）。多職種連携が要だ」

表8-6　誤嚥性肺炎のABCDEアプローチ [10]

項目	内容
Acute problem	急性期疾患の治療
Best position/meal assist/meal form	適切なポジショニング、食事介助、食形態
Care of oral	口腔ケア
Drug/Disorder of neuro/Dementia/Delirium	薬剤調整／神経疾患／認知症／せん妄
Energy/Exercise/Ethical consideration	栄養／リハビリ／倫理的配慮（緩和ケア含む）

「この森川先生って、もしかして誤嚥性肺炎を見るとテンションが上がる先生でしょうか？」

「うむ。高齢者診療に造詣が深い先生だ」

「なんか、検索してたら『総合内科流　一歩上を行くための内科病棟診療の極意』が出てきました。これ、帰ったら読んでみようかな」 [11]

「この機会に老年医学を勉強するのも悪くないな。そういうフリーの勉強素材にアクセスできるのは恵まれていると思う。それはそうと、最後に薬剤による誤嚥性肺炎の予防にも触れておくぞ」

「誤嚥性肺炎って奥が深くて面白いですね！」

Lesson 薬剤による誤嚥性肺炎の予防 [12, 13]

　誤嚥性肺炎を予防すると言われている薬剤がいくつか存在する。アンジオテンシン変換酵素阻害薬は、ブラジキニンやサブスタンスPの分解を抑制することで咳嗽反射を促す効果があり、誤嚥性肺炎の予防効果を示唆する臨床研究がある。また、シロスタゾールは、脳梗塞の既往のある患者を対象とした観察研究で誤嚥性肺炎を予防する可能性が示唆されている。ただし、これらの研究のほとんどが後ろ向き観察研究である点には注意が必要である。つまり、エビデンスの質は高くなく、むしろABCDEアプローチを行った後に可能であればお守りとして試みる類のプラクティスであろう。

症　例　〜その後〜

　アンピシリン・スルバクタム3g、6時間毎 点滴静注（12 g/日）で治療を開始したところ、翌日には速やかに解熱し、震えも消失した。また、両上肢筋固縮などからパーキンソン病を疑い、DATスキャンを実施したところ、黒質線条体のドパミンの取り込みが低下しており、パーキンソン病と考えられた。L-DOPA開始後、数日で筋固縮の改善を認めた。口腔ケアを導入しつつも、言語療法士の監視下で慎重に食上げを行い、むせなく経口摂取できることを確認した。食後の誤嚥を減らすため、ベッドアップを意識した。抗菌薬は合計5日間継続したが、終了後に誤嚥性肺炎を再発することはなく、入院18日目に施設退院した。

Take Home Message

- 嚥下の5期モデルを意識して誤嚥の原因を特定するべし
- アンピシリン・スルバクタムとセフトリアキソンのスペクトラムの差を把握するべし
- 誤嚥性肺炎は多職種連携で様々な角度からアプローチするべし

出典

1) Light RW, et al. Pleural effusions: the diagnostic separation of transudates and exudates. Ann Intern Med. 1972; 77: 507-513.
2) Light RW. Clinical practice. Pleural effusion. N Engl J Med. 2002; 346: 1971-1977.
3) Saguil A, et al. Diagnostic approach to pleural effusion. Am Fam Physician. 2014; 90: 99-104.
4) Cooper L, et al. Indications for the use of metronidazole in the treatment of non-periodontal dental infections: a systematic review. JAC Antimicrob Resist. 2022; 4: dlac072.
5) Luque-Paz D, et al. Pleural penetration of amoxicillin and metronidazole during pleural infection: An ambispective cohort study. Int J Antimicrob Agents. 2023; 62: 107004.
6) Dyrhovden R, et al. Pleural Empyema Caused by Streptococcus intermedius and Fusobacterium nucleatum: A Distinct Entity of Pleural Infections. Clin Infect Dis. 2023; 77: 1361-1371.
7) Kato H, et al. Comparison between Ceftriaxone and Sulbactam-Ampicillin as Initial Treatment of Community-Acquired Pneumonia: A Systematic Review and Meta-Analysis. Antibiotics（Basel）. 2022; 11: 1291.
8) Chavez-Tapia NC, et al. Image-guided percutaneous procedure plus metronidazole versus metronidazole alone for uncomplicated amoebic liver abscess. Cochrane Database Syst Rev. 2009;（1）: CD004886.
9) Oliak D, et al. Initial nonoperative management for periappendiceal abscess. Dis Colon Rectum. 2001; 44: 936-941.
10) 森川暢．感染性肺炎 ④誤嚥性肺炎．medicina. 2021; 31: 172-175.
11) 森川暢．総合内科流　一歩上を行くための内科病棟診療の極意．https://www.kinpodo-pub.co.jp/serials/hospitalist-skill/（2024年5月18日閲覧）
12) Tsunoda H, et al. Effectiveness of angiotensin converting enzyme inhibitors in preventing pneumonia: A systematic review and meta-analysis. J Gen Fam Med. 2022; 23: 217-227.
13) Nakashima H, et al. Cilostazol for the prevention of pneumonia: a systematic review. Pneumonia（Nathan）. 2018; 10: 3.

Column

アンピシリン・スルバクタムの代替薬

アンピシリン・スルバクタムのスペクトラム

- グラム陽性球菌：ブドウ球菌、肺炎球菌、レンサ球菌、腸球菌
- グラム陰性桿菌：大腸菌をカバーすることがある
- 嫌気性菌：横隔膜から上も下もカバー可能

☐ アンピシリン・スルバクタム（静注）の大雑把なスペクトラムは、①グラム陽性球菌、②嫌気性菌である。グラム陰性桿菌もまったくカバーしなくはないが、大腸菌の耐性化が問題になっている。

☐ グラム陽性球菌と嫌気性菌のカバーを生かした用途としては、誤嚥性肺炎が挙げられる。誤嚥の要素の少ない市中肺炎にも使えるが、グラム陰性桿菌であるインフルエンザ桿菌が関与していないかは心配である。

☐ グラム陽性球菌のカバーを生かした用途としては、蜂窩織炎に対してセファゾリンの代替薬として使う方法が挙げられる。ただし、嫌気性菌のカバーが余計かもしれない。

βラクタム系での代替薬

△ ペニシリン系：ピペラシリン・タゾバクタム
○ セフェム系：セフトリアキソン、セフォタキシム

☐ アンピシリン・スルバクタムの代替薬としては、セフトリアキソンが使いやすい。嫌気性菌のカバーが手薄になるのが懸念であれば、メトロニダゾール（またはクリンダマイシン）を併用するのも一手。

☐ アンピシリン・スルバクタムを同じペニシリン系の中でピペラシリン・タゾバクタムに切り替える方法もあるが、これは大腸菌や緑膿菌などのグラム陰性桿菌のカバーが余計でもったいない。

> **非 β ラクタム系での代替薬**
>
> ○ リンコマイシン系:クリンダマイシン
> △ キノロン系:レボフロキサシン、モキシフロキサシン

- □ クリンダマイシンについては、「症例 3」の Column で述べた通り。
- □ レボフロキサシンは、嫌気性菌のカバーが甘い点に注意したい。必要に応じてメトロニダゾールなどを併用するとよいだろう。緑膿菌のカバーが余計でもったいないので、個人的には使わないようにしている。
- □ モキシフロキサシンは、グラム陽性球菌と嫌気性菌をカバーするので、スペクトラムはアンピシリン・スルバクタムに近い。グラム陰性桿菌については、大腸菌が耐性化傾向にある点と緑膿菌活性を持たない点がポイント。やはり温存したい抗菌薬である。

症例9　84 歳男性の「誤嚥性肺炎」

症　例

下部胆管癌に対して 5 年前に膵頭十二指腸切除術をした 84 歳男性。自宅のトイレで嘔吐を繰り返しているところを妻に発見され、当院に救急搬送されるに至った。胆管癌以外の既往歴として、高血圧症と前立腺肥大症がある。特記すべきアレルギー歴はない。意識レベルは Glasgow Coma Scale で E3V5M6、体温 38.8 ℃、血圧 93/61 mmHg、脈拍数 110 bpm・整、SpO$_2$ 95 %（室内気）、呼吸数 32/ 分。聴診で右肺に pan-inspiratory crackles（吸気全体での水泡音）あり。血液検査では、白血球数 4,900/ μL、ヘモグロビン 12.0 g/dL、血小板数 12.0 万 / μL、AST 86 U/L、ALT 33 U/L、LDH 201 U/L、ALP 314 U/L、γ-GTP 22 U/L、尿素窒素 24.3 mg/dL、クレアチニン 0.90 mg/dL、CRP 0.88 mg/dL だった。尿定性検査では、白血球も亜硝酸塩も陰性だった。胸部 X 線では右上肺野に透過性低下を認めた。

注）新型コロナウイルス 2019 流行以前の症例

誤嚥性肺炎の診断に飛びつかない

「はぁ……」

「どうした、いきなり」

「またまた誤嚥性肺炎ですよ……やだなぁ（図 9-1）」

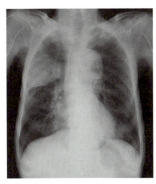

図 9-1 症例の胸部 X 線像

「前回の『奥が深くて面白いですね！』はどこに行ったし」

「いや、でも、誤嚥性肺炎ばかりだと実際テンション下がりますよ」

「うーん、そもそも、この人は誤嚥性肺炎で本当にいいんだろうか」

「今までも数か月に1回くらいのペースで誤嚥して入院していますよ」

「そうか……。今回もだけど、この人は入院する前に必ず吐いているんだよな。どうもそれが引っ掛かる」

「誤嚥性肺炎で気持ち悪くなって吐いているんじゃないんですか？」

「その可能性もないとは言えないけど……むしろ他の理由で吐いているせいで誤嚥性肺炎を毎度生じているんじゃないかと。要は、この肺炎は細菌が悪さをしているというよりは、胃酸を飲み込んで化学性肺臓炎を起こしているんじゃないか」

「うーん……」

「バイタルサインもちょっと気にならないか？」

「あっ、ショックバイタル。血圧が低くて、脈拍数が高い」

「それだけじゃないぞ。呼吸数を見よ」

「呼吸数 30 オーバー！……ということは、過換気か敗血症！」

「そうだ。敗血症を起こしていて、ただの誤嚥じゃなさそうなんだよな」

コモンだけど見逃しやすい感染症

「急に他の診断の可能性が現実味を帯びてきた……。でも、所見ははっきりしないんですよね。いったい何なんでしょうか？」

「見逃しやすい感染症はだいたい決まっている（表 9-1）。こういったものを意識して身体所見を取り直すと、何か見つかるかもしれないぞ」

表 9-1　よく見かける割に見逃しやすい感染症

部位	感染症
頭頸部	髄膜脳炎、中耳炎、副鼻腔炎
胸部	感染性心内膜炎
腹部	胆管炎、肝膿瘍、腎盂腎炎、前立腺炎
背部	化膿性脊椎炎、腸腰筋膿瘍
四肢	蜂窩織炎、化膿性関節炎

「膵頭十二指腸切除術後ということは、胆管炎の可能性はあるんですよね。ただ、肝胆道系酵素はそんなに上がっていないし、画像でも胆管拡張なさそうだし（図 9-2）、やっぱり違うんだよな」

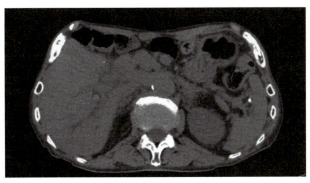

図 9-2 症例の腹部単純 CT 像

  「いや、胆管炎でも 10％弱の症例では肝胆道系酵素が上がらないから、それだけで除外はできないな。とはいっても、確かに現時点では診断の決定打がない」

  「こんな状態で消化器内科に相談しても内視鏡的逆行性胆管膵管造影（ERCP）なんて絶対にしてくれないですよ。やっぱり誤嚥性肺炎でいいんじゃないですかね」

血液培養の適応

  「うーん、まぁ、『診断はだんだんつくものである』という格言もある。治療しながら経過を追っていけば何か分かるかもしれない。まずは培養でもとっておこう。喀痰培養と血液培養を……」

  「肺炎って血培でそんなに生えないですよね。とる意味ありますか？」

  「いい着眼点だね。実際、肺炎は血培が陽性になりにくい感染症だから、重症でもなければ必須じゃないという意見もあるんだ（表 9-2）」

表 9-2 細菌感染症と血液培養陽性率[1]

＜ 10%	10 〜 20%	＞ 20%
術後 48 時間の発熱 単純性蜂窩織炎 下気道感染症 市中肺炎 医療機関関連肺炎	重度の併存症を有する 患者の蜂窩織炎 人工呼吸器関連肺炎	悪寒戦慄を伴う発熱 急性腎盂腎炎 胆管炎・化膿性肝膿瘍 重症市中肺炎 化膿性関節炎・脊椎炎

「じゃあ、今回はどうして血培をとるんですか？」

「やっぱり、誤嚥性肺炎以外の疾患が頭にチラつくからとっておきたいんだよ。肺炎の診断によほど自信があるなら血培の割愛も考えていいと思うけど、自分はそこまで診断力に自信がないから」

「そうですか。まぁ、何も生えない方に 100 ゴールドですかね。治療もしないといけないんで、経験的にピペラシリン・タゾバクタム 4.5 g、8 時間毎 点滴静注（13.5 g/ 日）を始めておきます」

「うむ。現時点では誤嚥性肺炎と見なしてグラム陽性球菌と嫌気性菌は最低限カバーしておきたい。しかし、グラム陰性桿菌の関与までは否定できない。そう考えると、ピペラシリン・タゾバクタムで始めてしまうのが無難ではあるな」

〜〜翌日〜〜

「先生！ 血液培養でグラム陰性桿菌とグラム陽性球菌が生えました！」

「ほら、予想した通りじゃん。形態的には大腸菌と腸球菌だし、これは胆管炎だよ」

肺炎に非典型的な起因菌が発育したら肺炎以外を疑え

「でも先生、喀痰でも同じ菌が生えているんですよ。これって、肺胞に感染した菌が肺胞血流に乗って菌血症を起こしているんじゃないですか？」

「いや、大腸菌による肺炎はちょっと考えにくいなぁ。肺炎を起こすグラム陰性桿菌で日常的に見かけるのはインフルエンザ桿菌とクレブシエラ（肺炎桿菌）くらいで、あとは人工呼吸器関連で緑膿菌が出てくる程度なんだ。それに腸球菌が肺炎を起こすのもおかしい。もちろん、免疫不全がしっかりある患者さんであれば、大腸菌による肺炎があってもおかしくはないんだが、今回はそうじゃないだろう……」

「じゃあ、胆管炎なんですか？」

「うむ。やっぱり胆管炎だろう。胆管炎を起こすに十分な患者背景がある。ここは胆管炎である方に 100 ゴールドで」

「賭けますか。でも、どうやって証明するんですか？」

「ERCP ができないんだったら、MR 胆管膵管撮影（MRCP）だ」

「へぇ、これは楽しみですね」

〜〜半日後〜〜

「そういうわけで、技師さんにお願いして緊急で撮像してもらった」

「MRCP 分かりません」

「読影によると後区域胆管の中枢側に肝内結石があるみたいだ（図 9-3）」

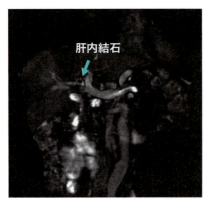

図 9-3 症例の MRCP 像

🧑「まさか」

👨「うむ、そのまさかだ。胆管炎による菌血症なら、大腸菌や腸球菌が生えても不思議じゃないよな。胆管炎で吐いて、化学性肺臓炎を繰り返して、その都度、誤嚥性肺炎として治療されて家に帰されてきた」

🧑「肝内結石症、今、少し調べてみたんですけど、膵頭十二指腸切除術の遅発性の合併症らしいです」

👨「さもありなん。手術操作を加えた場所は、解剖学的に感染症を起こしやすくなるんだ。そういうわけで、胆管炎だから 100 ゴールド払いな」

🧑「100 ゴールドって、どうやって払うんですか？」

👨「よく分からないから、休日オンコール 1 回分の肩代わりを所望する」

🧑「くっ、しょうがないですね！ 今回は先生の勝ちでいいです」

〜〜 5 日後 〜〜

🧑「肝内結石については、消化器外科から経過観察でいいとのことでした」

「うーん、そうすると根本的な解決にはならないんだよなぁ。まぁ、処置が難しいというのもあるんだろう。せめて消化器外科の外来でフォローしてもらえるよう掛け合ってみようか」

肝胆道系感染症に対する抗菌薬選択

「そうですね。それで、血培の同定感受性結果が出ました（表 9-3）」

表 9-3　血液培養の同定感受性検査結果

	Escherichia coli		*Enterococcus casseliflavus*	
	濃度（μg/mL）	判定	濃度（μg/mL）	判定
アンピシリン	≦ 8	感受性	2	感受性
セファゾリン	≦ 2	感受性		
バンコマイシン			≦ 0.5	感受性
レボフロキサシン	≦ 0.12	感受性	2	感受性
ST 合剤	≦ 40	感受性		
リネゾリド			2	感受性
ダプトマイシン			0.5	感受性

「なるほどね。De-escalation はするの？」

「もちろんです！　アンピシリンにしようと思います！　いまこそ『Narrow is beautiful.』だ、ウエーィ！」

「なんだ、そのノリは。あと、アンピシリンにするのはダメ！」

「なぜです。両方とも感受性じゃないですか」

「いや、腹腔内感染症の場合は常に嫌気性菌の存在を念頭に置いておく必要があるんだ。だから、嫌気性菌カバーを十分に残しておく必要がある」

「でも、嫌気性菌は培養で検出されていないですよ」

「自分が言っているのは、偏性嫌気性菌といって空気に触れると死滅してしまうような嫌気性菌のことだ。培養検査をやっている最中に検体に空気が混入するなんてよくあるわけで、そうすると嫌気性菌が感染を起こしていても培養で生えないなんてことはザラにあるんだぞ」

「じゃあ、嫌気性菌のカバーを意識して、アンピシリンとメトロニダゾールを併用します」

「ええと、ロジックは合っているんだが、もっと単純な抗菌薬があるだろ……。今回はアンピシリン・スルバクタムでいいんじゃないか?」

「あっ、確かに」

腹腔内感染症で絶対に嫌気性菌をカバーしないといけないのか

「……とはいっても、腹腔内感染症で絶対に嫌気性菌をカバーしないといけないかというと、これはコントロバシーなんだ」

「今までの前振りが台なしってことじゃないですか!」

「まぁまぁ、ここは考え方を学ぶ場だから……。せっかくだから、エビデンスをまとめておこうか」

Lesson 腹腔内感染症における嫌気性菌カバー[2, 3]

　後ろ向き観察研究ではあるが、胆道系感染症に対しては必ずしも嫌気性菌のカバーを強化しなくてもよいことを示唆する論文がいくつか出ている。市中発症の胆道感染症の患者を対象とした台湾の研究では、詳細な治療レジメンが明かされていない点が引っ掛かりはするものの、嫌気性菌をカバーした群もしなかった群も約80%の患者で臨床的奏功が見られた。また、同様の患者を対象としたカナダの研究では傾向スコアを用いているが、嫌気性菌のカバーの有無で主要アウトカム(30日死亡率や90日再発率など)に差は見られなかった。なお、こちらの研究では、βラクタマーゼ配合ペニシリンやメトロニダゾールを使用した患者を嫌

気性菌カバー群と定義している。なお、これらの研究では70～80%の患者が胆道ドレナージを受けている点に注意したい。つまり、ドレナージされていない場合に嫌気性菌カバーを安全に外せるとは言えないということである。

「……ということは、セフトリアキソンみたいなセフェム系単剤で腹腔内感染症を治療しても大丈夫かもしれないってことですか？」

「まぁ、一応はそうなるな。ただ、肝胆道系感染症に対するセフトリアキソンは、個人的にはお勧めできない」

「やっぱり嫌気性菌のカバーが甘いのが不安だからですか？」

「それもあるけど、何より偽胆石症が副作用として起こりうる（**表9-4**）」

表9-4　セフトリアキソンの代表的な副作用 [4-7]

副作用	コメント
皮疹、アレルギー反応	重症薬疹やアナフィラキシーでは再投与が禁忌 粘膜疹の場合や圧迫で退色しない場合は重症薬疹を疑う
偽胆石症	高用量で1～2週間投与すると生じることがある 同じく第3世代セフェム系のセフォタキシムでは生じない
腎・肺への石灰沈着	新生児での死亡報告がある カルシウム含有輸液製剤と混ざらないよう注意
骨髄抑制	地味ではあるが、緩徐に血球数が低下してくる 2週間の使用で15%の症例が好中球数＜2,000/μLに
抗菌薬脳症	腎不全患者に高用量で使用している時は特に注意 セフトリアキソンよりもセフェピムの方が有名
*Clostridioides difficile*腸炎	あらゆる抗菌薬に付きまとってくる問題 なるべく日頃から狭域抗菌薬を使うようにしたい

「なるほど。ちなみにセフメタゾールはどうですか？」

「セフメタゾールはセフェム系抗菌薬としては特殊で、嫌気性菌をある程度カバーしてくれる。グラム陰性桿菌と嫌気性菌をある程度カ

バーしてくれるから、選択肢としては悪くないな」

「逆に、セフメタゾールがダメな場面は？」

「まず、所詮は第 2 世代セフェムだから、緑膿菌まではカバーできない。つまり、市中感染症ならともかく、院内感染症には不利だ。あと、セフェム系の共通点として腸球菌をカバーできない。さらに、基質特異性拡張型βラクタマーゼ（ESBL）産生菌に対しては、カルバペネム系の方が無難だと思う」

ESBL 産生菌に対するセフメタゾール、ピペラシリン・タゾバクタムの是非

「ESBL 産生菌にセフメタゾールはいまいちなんですか？」

「いやぁ、ここでの言葉の選び方が結構悩ましくて。菌血症を伴う場合とか、重症の時はカルバペネム系をなるべく使うようにしたいんだよな。もちろん、セフメタゾールを ESBL 産生菌の感染症に使えるって論文もあるんだけど、後ろ向き観察研究が多いからエビデンスがそこまで堅牢ってわけではない」

「つまり、セフメタゾールは患者さんの全身状態がある程度いい場合に使うのが無難ってことですか？」

「そうだな。具体的には、カルバペネム系で治療を開始して、de-escalation としてセフメタゾールを使うっていうのがよさそうだ。もちろん、現在進行形で研究が進められている内容だから、このあたりの話には数年もすると変化があるかもしれないが」

「エビデンスの解釈って大変ですね」

「うむ。議論の時には結構気を遣うところだ。ちなみに、折角 ESBL 産生菌の話題が出たから、MERINO 試験の話もしておくぞ。感染症科医を目指すなら絶対に知らないといけない研究だからな」

Lesson

MERINO 試験 [8, 9)]

　ESBL産生菌がピペラシリン・タゾバクタムに感受性と報告されることがあるが、そういう場合に本当にピペラシリン・タゾバクタムを使ってよいものか疑問に思われる読者が多いと思う。この疑問に答えた研究としては、MERINO試験が有名である。これは、セフトリアキソン耐性大腸菌またはクレブシエラ（ESBL産生株と見なされる）による菌血症症例を対象とした国際多施設ランダム化コントロール試験で、ピペラシリン・タゾバクタム群での死亡率（12.3％）がメロペネム群（3.7％）と比較して高いという結果だった。もっとも、この研究では、ピペラシリン・タゾバクタム群にピペラシリン・タゾバクタム耐性株が含まれていたという問題点がある。いずれにせよ、このMERINO試験の結果を踏まえ、現時点ではESBL産生株による菌血症に対してはカルバペネム系を使った方が無難と考えられている。

症例　〜その後〜

抗菌薬をアンピシリン・スルバクタム 3 g、6時間毎 点滴静注（12 g/日）に変更の上で、合計14日間抗菌薬を投与した。その後は感染の再発を認めず、経口摂取も問題なくできた。入院に伴う廃用症候群があったが、リハビリテーションを行って日常生活動作の改善を図った。22日目に自宅退院し、その後は消化器外科外来に通院した。肝内結石症に対する治療が一時検討されたが、高齢で処置に伴う誤嚥リスクが高いという理由で経過観察となっている。

Take Home Message

- 誤嚥性肺炎（化学性肺臓炎）の裏に隠れた他疾患へのアンテナを張るべし
- 腹腔内感染症では培養で検出されない嫌気性菌も意識するべし
- セフメタゾールと他のセフェム系との違い（特に嫌気性菌カバー）を押さえるべし

出典

1) Fabre V, et al. Does this patient need blood cultures? A scoping review of indications for blood cultures in adult nonneutropenic inpatients. Clin Infect Dis. 2020; 71: 1339-1347.
2) Wu PS, et al. Anaerobic coverage as definitive therapy does not affect clinical outcomes in community-onset bacteremic biliary tract infection without anaerobic bacteremia. BMC Infect Dis. 2018; 18: 277.
3) Simeonova M, et al. Addition of anaerobic coverage for treatment of biliary tract infections: a propensity score-matched cohort study. JAC Antimicrob Resist. 2023; 5: dlac141.
4) Hotta K, et al. Ceftriaxone-associated Pseudolithiasis in Elderly People: Frequency and Risk Factors. Intern Med. 2021; 60: 3857-3864.
5) Bradley JS, et al. Intravenous ceftriaxone and calcium in the neonate: assessing the risk for cardiopulmonary events. Pediatrics. 2009; 123: 609-613.
6) Mistry R, et al. Haematological and hepatic adverse effects of ceftriaxone in ambulatory care: a dual-centre retrospective observational analysis of standard vs high dose. BMC Infect Dis. 2022; 22: 959.
7) Lacroix C, et al. Serious neurological adverse events of ceftriaxone. antibiotics (basel). 2021; 10: 540.
8) Harris PNA, et al. Effect of piperacillin-tazobactam vs meropenem on 30-day mortality for patients with E coli or Klebsiella pneumoniae bloodstream infection and ceftriaxone resistance: A randomized clinical trial. JAMA. 2018; 320: 984-994.
9) Henderson A, et al. Association between minimum inhibitory concentration, beta-lactamase genes and mortality for patients treated with piperacillin/tazobactam or meropenem from the MERINO study. Clin Infect Dis. 2021; 73: e3842-3850.

謝辞：本症例の病歴・検査結果、X線写真、CT画像、MRI画像は、茨城県立病院医学雑誌からの転載許諾のもとで掲載させていただきました。
　　　伊東完ら．繰り返す肺炎として加療されていた肝内結石症・胆管炎．茨城県立病院医学雑誌．2021; 38 (1 (37-2)) : 27-31.

Column

ピペラシリン・タゾバクタムの代替薬

ピペラシリン・タゾバクタムのスペクトラム

- グラム陽性球菌：ブドウ球菌、肺炎球菌、レンサ球菌、腸球菌
- グラム陰性桿菌：プロテウス、大腸菌、クレブシエラ、緑膿菌など
- 嫌気性菌：横隔膜から上も下もカバー可能

- □ ピペラシリン・タゾバクタム（静注）の大雑把なスペクトラムは、①グラム陽性球菌、②グラム陰性桿菌、③嫌気性菌である。要するに、日常診療で遭遇する一般細菌の大部分をカバーしている。
- □ スペクトラムが非常に広いせいで、つい乱用されがちである。たまにピペラシリン・タゾバクタムの最小発育阻止濃度が異様に高い大腸菌を見かけるのだが、無暗に広域抗菌薬を使い続けると、このような耐性菌だらけの世界になるのではないかとソワソワしてしまう。

βラクタム系での代替薬

- ○ セフェム系：セフェピム
- ○ カルバペネム系
- △ モノバクタム系：アズトレオナム

- □ ピペラシリン・タゾバクタムと同等またはそれ以上のスペクトラムを求める場合にはカルバペネム系が代替薬になる。ただし、腸球菌への活性はカルバペネム系の方が低い。
- □ セフェピムを代替薬として使う場合は、嫌気性菌のカバーが手薄になる点に注意する。必要に応じてメトロニダゾールで嫌気性菌カバーを補強するのも一手。
- □ 重症薬疹の場合はアズトレオナムが活躍するが、グラム陽性球菌と嫌気性菌がカバーできていないため、クリンダマイシンなどを併用して補強するとよい。

非βラクタム系での代替薬

○ キノロン系：レボフロキサシン、モキシフロキサシン

☐ ピペラシリン・タゾバクタムと同等またはそれ以上のスペクトラムを非βラクタム系で求めるのは無理な相談。ただ、レボフロキサシンに嫌気性菌対策のメトロニダゾール（またはクリンダマイシン）を組み合わせることで、似たスペクトラムを再現できる。

☐ 他には、モキシフロキサシンを使うと、単剤でピペラシリン・タゾバクタムに近いスペクトラムになる。ただし、キノロン系なのに緑膿菌をカバーしない点はピットフォールである。また、尿中排泄されないので、尿路感染症には使わない。

症例10　30歳男性の「急性胃腸炎」

症例

特記すべき既往歴のない30歳男性。8時間前から心窩部痛が出現し、食欲も振るわないために救急要請、当院に搬送された。内服薬やアレルギーはない。身長170 cm、体重68 kg。意識清明、体温37.3℃、血圧148/77 mmHg、脈拍数68 bpm・整、SpO_2 96%（室内気）、呼吸数16/分。血液検査では、白血球数11,800/μL、ヘモグロビン15.0 g/dL、血小板数20.0万/μL、AST 17 U/L、ALT 21 U/L、尿素窒素21.5 mg/dL、クレアチニン0.83 mg/dL、CRP 0.04 mg/dLだった。

「急性胃腸炎」は誤診のもと

「なんでこんなんで救急車を呼んだんだろう。炎症反応も出ていないじゃん。最近の若者はモラルってものがないよなぁ……」

「『最近の若者』って……先生の方が一応は年下だぞ」

「いいえ、僕は浪人しているので同い年です」

「どのみちブーメランじゃないかよ……」

「まぁ、それはそうと、急性胃腸炎っぽいですね。帰そうと思います」

「ダメ」

「えっ、急性胃腸炎じゃないんですか？」

「いや、せめて腹部所見くらいは確認してから帰そうぜ……」

「面倒くさいです。どうせ心窩部の圧痛しかありませんよ」

「あのな……『急性胃腸炎』って診断名をつける時は誤診にかなり注意しないといけないんだ。まず、『胃炎』と『腸炎』がごちゃ混ぜになったような『胃腸炎』って病名からして気持ち悪い。炎症がどこにあるのか分からないじゃん」

「それは先生の感想ですよね」

「まぁ、聞けって。『急性胃腸炎』という病名がつく時には誤診がつきまとう（表10-1）。昔、当直していた時に『腸炎かな？』と思いつつも胸騒ぎがして入院させた高齢女性がいたんだ。その人、夜中に心肺停止して心筋梗塞の診断がついたからね。緊急で心カテして助かったけど」

表10-1 「急性胃腸炎」と誤診されやすい代表的疾患[1,2]

症状	鑑別診断
嘔吐＋頭痛	髄膜炎、小脳出血
嘔吐＋めまい	良性発作性頭位めまい症、小脳梗塞
嘔吐＋胸痛	急性冠症候群（高齢・女性・糖尿病では無痛性心筋梗塞に注意）
嘔吐＋腹痛	腸閉塞、イレウス、胆管炎、尿路結石、糖尿病性ケトアシドーシス
その他	薬剤性

「いやぁ、先生のはレアケースのような気がします」

「いやいや。高齢・女性・糖尿病の3点セットは無痛性心筋梗塞のリスク因子だから絶対に知っておいた方がいい。主訴が全身倦怠感のこともあるから、本気で疑わないと簡単に見逃すぞ。あとは、左肩が凝るからと言って、整形外科から湿布を処方された高齢者が心筋梗塞だったなんてことだってある」

自発痛と圧痛を区別せよ

「まさか先生はこの人が心筋梗塞だと言っているんじゃないでしょうね」

「いや、さすがにそこまでは想定していない。心血管疾患のリスク因子はなさそうだからな。ただ、『急性胃腸炎』は看過できなかった」

「しょうがない。お腹を触りますね」

「その前に、用語を理解しているか確認したい」

「何ですか」

「自発痛と圧痛の違い」

「何もしていなくても痛いのが自発痛で、押して痛いのが圧痛……」

「違うわい！　これ、誤解している人が多いからちゃんと解説するぞ」

Lesson　自発痛と圧痛を区別せよ [3, 4]

　疼痛は、内臓痛、体性痛、関連痛の3つに分類される。内臓痛は、内臓神経（自律神経）を介して、管腔臓器や実質臓器被膜の拡張・進展によって生じる疼痛であり、漠然とした腹部正中の痛みを引き起こす。一方、体性痛は、体性神経（知覚神経）を通じて、病変周囲の膜に炎症が広がった時に生じる疼痛であり、体動に伴う振動で鋭い痛みが現れる。関連痛は、病変とは異なる部位に現れる疼痛であり、デルマトームで規定される。これらの疼痛はいずれも自発痛になりうるのだが、内臓痛や関連痛は外部刺激によってあまり増強されず、一方で体性痛は外部刺激によって増強されやすい性質がある。従って、腹部の圧痛がある場合、体性痛が考えられ、圧痛部位の直下に病変がある可能性が高いと推定できる。ここでの圧痛は、触診などの外部刺激によって疼痛が元々のレベルよりも強くなる状態を指す。圧痛部位から病変の位置を推測することで、画像検査で重点的に確認すべき箇所が明確になるわけである。

「なんか……細かくて、ちょっとうるさい感じがする。『触診などの外部刺激によって疼痛がもともとのレベルよりも強くなる状態』が圧痛だなんて、日本語としてもちょっと汚くて嫌です」

「やれやれ。だが、腹部診察においてはこの細かさが診断につながることもある」

「じゃあ、お腹触りますね。心窩部に自発痛はありますが、圧痛なし。右下腹部には圧痛があるみたいですね。自発痛はないですけど」

「オッケー。心窩部は内臓痛を、右下腹部は体性痛をみているわけだ」

「そういうことになりますね。右下腹部の圧痛の直下に病変があるとすると、虫垂炎っぽい……ですね」

「そうだな。これはもう知っているとは思うけど、虫垂炎の症状は、心窩部の内臓痛、食思不振・嘔気、右下腹部の体性痛、発熱、白血球増多の順番で起こるのが典型的と言われている。これが半日から1日くらいの経過で進むわけだ。もっとも、非典型例もよくあるから、この経過でないからといって虫垂炎を除外できるわけでもないけどな」

McBurneyの圧痛点は、「点」である

「ところで先生、お腹の触り方がちょっと雑じゃなかったか？」

「いや、フツーだと思いますよ」

「うーん、先生は『メスよ輝け!!』を読んでいないようだ」

「知りません、そんなの」

「肝移植黎明期の肝臓外科医を描いた平成初期の漫画だ。原作者の大鐘稔彦先生が身体所見を大事にする先生でな。とにかく腹部診察に関する描写が多い」

「何を言いたいんです」

「その触り方だと、虫垂炎と憩室炎と回盲部炎を鑑別できない」

「どうせ CT を撮るからいいんです」

「なんかもったいないんだよなぁ。McBurney の圧痛点って知っているか？」

「さすがにそれは常識では。右上前腸骨棘と臍を結んだ線を 3 等分して、右から 1/3 のところにある『点』ですよね」

「うむ。圧痛『点』であって、『面』とか『範囲』ではない」

「それがどうしたんですか？」

「虫垂炎は早期には圧痛が極めて限局するんだ。それこそ、指一本で丁寧に触診していると、虫垂の走行を追えてしまうこともある」

「マジっすか」

「一方で、憩室炎や回盲部炎は圧痛の範囲がもう少し広い。そして、圧痛部位が McBurney の圧痛点よりも少し頭側に寄ることが多いんだ」

「これは……エキスパートオピニオンですね」

「まぁ、そうだな。とある外科医の先生から教わって、それを現場で検証した上での話だから、話半分くらいに流してもらっても構わない。お勧めは、画像検査に進む前に虫垂炎らしいか、虫垂炎らしくないかを自分なりに予想する。それで、自分の診察所見と画像所見がどのくらい一致するのかを毎回確かめて、診察手技を微修正していくといいだろう」

虫垂炎の CT を読む

「それで、結局は CT を撮影するわけですね」

「さすがに答え合わせはしないといけないからな。極端な話、虫垂の起始部に憩室炎が生じるケースもあり得る。それに、うちの病院は良

くも悪くも CT へのアクセスがいい。自己研鑽と患者さんの安全とのバランスが大切だ。ほら、画像があがってきた」

「先生、大変です」

「どうした？」

「CT で虫垂を見つけられません」

「おいおい、嘘だろ……。虫垂炎は超コモンディジーズにして、米国小児救急の訴訟四天王だ（残りは髄膜炎、骨折、精巣捻転）。日本でも見逃したら訴えられることがあるし、診断できないのはさすがにまずい」[5]

「教えてもらってもいいですか？」

「しょうがないなぁ。コツは、定位置にある分かりやすい臓器を確実に同定することだ。後腹膜臓器は知っているな？」

「腎臓、副腎、膵臓ですね。あとは、十二指腸、上行結腸、下行結腸、直腸が後腹膜に固定されています」

「そう。それらの臓器は、内臓逆位みたいな特殊な状況でなければ定位置にある。虫垂同定の第一歩は、上行結腸を同定すること。そして、回腸を同定するんだ（図 10-1）」

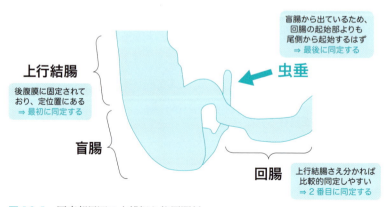

図 10-1　回盲部周辺の大雑把な位置関係

🧑「簡単そうですね。そこからはどうするんですか？」

👨‍⚕️「虫垂は回盲部よりも尾側にある盲腸から起始する。つまり、回盲部から尾側にCTを丁寧にスクロールしていくんだ。そうすると、虫垂が見つかるはずなんだよ」

🧑「理屈の上ではそうですね」

👨‍⚕️「うむ。虫垂腫大以外に、虫垂周囲の脂肪指揮濃度が上昇していないかも見ておくんだ。実際のCTでも見てみよう（図10-2）」

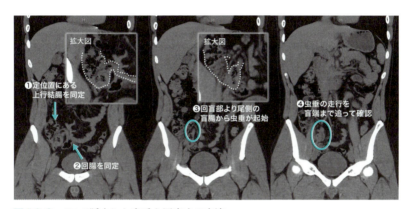

図10-2　CTで腫大した虫垂を同定する方法

🧑「なるほど。軸位断（axial）で分からなければ、冠状断（coronal）で見るとか、thin sliceで見るとかの工夫も大切なんですね」

👨‍⚕️「うむ。あらゆる手を尽くして虫垂を探す。その気合こそが重要なんだ」

虫垂炎や憩室炎に対する抗菌薬選択

🧑「それで、虫垂炎だと分かったわけですが、本人は手術も入院もしたくないって言っています。リスクを説明しても動かせそうになくて」

👨‍⚕️「そっか、できれば入院が望ましいんだけどな。しょうがない。外科の先生は保存的治療でも大丈夫だってか？」

「保存でも問題ないって言われました。なので、外来で密にフォローアップしようと思うんですけど……実際のところ、手術治療と保存的治療ってどっちがいいんですか？」

「それは、再発率の数値を大きいととるか、小さいととるかでスタンスが変わるかな」

Lesson 虫垂炎に対する手術治療 vs 保存的治療[6-8]

　昔からある議論に、虫垂炎に対して手術治療をするべきか、それとも抗菌薬による保存的治療で済ませてもよいかというものがある。既に研究が集積していてメタアナリシスも行われているが、それによると短期的な治療成績に有意な差はないという結果である。従って、急性期においては外科医と相談の上で保存的治療を選択する余地があると考えてよいだろう。ここで問題となるのが、①どのような患者で手術治療を選択するべきか、②保存的治療をとった場合の再発率はどの程度かという2点。まず、手術適応としては、妊婦、免疫不全者、炎症性腸疾患の患者が該当する。虫垂が穿孔して二次性腹膜炎に至るリスクが高いからである。もちろん、既に腹膜炎や敗血症を起こしている患者も手術適応になる。また、相対的手術適応としては、糞石がある患者や悪性腫瘍リスクのある高齢者が当てはまる。これら手術適応に該当しない虫垂炎の患者を保存的に治療した場合の再発率は、1年で27.3％、2年で34.0％、5年で39.1％だった。

「保存的治療だと半数以上の患者さんが手術なしで逃げ切れるんですか。そこまで悪い成績じゃないですね。あとは、抗菌薬をどうするかです」

「なるほど、色々な意見があるけど、君はこの再発率の数字を低いと判断したか。オッケー、じゃあ、抗菌薬を選ぼう」

「腹腔内感染症なので、グラム陰性桿菌と嫌気性菌ですね……あれ、ちょうどいい抗菌薬がないや」

「まぁ、頭に浮かんだ抗菌薬を言ってごらん」

「静注ならピペラシリン・タゾバクタムとか、セフメタゾールかなって思ったんです。でも、内服だと大腸菌みたいなグラム陰性桿菌に効く抗菌薬があんまりない……」

「そうだな。せっかくだから、ちょっと整理してみるぞ（表 10-2）」

表 10-2 腹腔内感染症を意識した経口抗菌薬のスペクトラム [9, 10]

抗菌薬	大腸菌	嫌気性菌	コメント
アモキシシリン	×	×	大腸菌の感受性率は 50％程度
アモキシシリン・クラブラン酸	△	○	大腸菌の感受性率は 60〜70％程度
セファレキシン	△	×	大腸菌の感受性の地域差が大きい
ST 合剤	△	×	サルファアレルギーや催奇形性に注意
シプロフロキサシン	△	×	大腸菌が耐性化し、感受性率60％程度
レボフロキサシン	△	×	
モキシフロキサシン	△	△	モキシフロキサシンは尿中移行性が悪く、尿路感染症には使わない
クリンダマイシン	×	△	*Bacteroides* 属の感受性率は 60〜70％
メトロニダゾール	×	○	*Bacteroides* 属の感受性率 > 95％

×自然耐性または感受性率 < 50％、△感受性率 50〜70％、○感受性率 > 70％
嫌気性菌は *Bacteroides* 属の感受性を目安に作成した。虫垂炎や憩室炎に対して使用する場合、メトロニダゾール以外は適応外使用になる点にも注意する。

「これを見る限り、アモキシシリン・クラブラン酸か、モキシフロキサシンですね」

「単剤だとそうなるな。ただ、キノロン系は便利だから、日常的には温存したい。それと、二剤併用療法もあるぞ。例えば、ST 合剤やシプロフロキサシンでグラム陰性桿菌をカバーして、そこに嫌気性菌をカバーするメトロニダゾールを足すのも悪くない」

「なるほど。今回はアモキシシリン・クラブラン酸にします」

「いいと思うぞ。ちなみに、免疫不全者向けのより堅実な方法としては、レボフロキサシンにアモキシシリン・クラブラン酸を足す方法もある。これは、発熱性好中球減少症の患者さんに対するレジメンとして見かけることが多いと思う」

「ところで、アモキシシリン・クラブラン酸を処方する時はどうするんですか？ オーグメンチン®とサワシリン®を組み合わせる『オグサワ』が流行っていますけど」

「『オグサワ』にすると、クラブラン酸の量を減らすことができる。治療成績は変わらないんだが、クラブラン酸の副作用を減らせるかもしれないな。つまり、嘔気や下痢、肝障害が軽減できるかもしれない。もっとも、病院によっては『どうして似た薬を2種類も併用しているのか』ということで、症状詳記を書かされるという面倒くささもあるんだけどな」

「なるほど、幸いにして症状詳記を書かされたことはないです。今回は、アモキシシリン・クラブラン酸 500 mg を1日3回（1,500 mg/日）で治療しようと思います」

症 例 〜その後〜

アモキシシリン・クラブラン酸 500 mg を1日3回（1,500 mg/日）、計7日間経口投与した。治療に失敗するリスクを説明の上、外来でフォローアップして症状の改善を確認した。再発時には外科治療することを勧めた上で、いったん終診とした。

Take Home Message

- 「急性胃腸炎」の診断名は誤診のもと！ 避けるべし
- 腹部診察を丁寧にし、画像検査を確認しながら診察手技を磨くべし
- 腹腔内感染症への経口抗菌薬の選択肢が少ないことを知っておくべし

出典

1) 坂本壮. 見逃せない救急・見逃さない救急 それって本当に胃腸炎?!. プライ

マリ・ケア：実践誌／日本プライマリ・ケア連合学会実践誌編集委員会．編．2019; 4: 17-21.
2) Canto JG, et al. Prevalence, clinical characteristics, and mortality among patients with myocardial infarction presenting without chest pain. JAMA. 2000; 283: 3223-3239.
3) 野田和敬，他．痛みの問診のポイント．BRAIN and NERVE. 2012; 64: 1273-7.
4) 中野弘康．腹痛で受診した患者の診察ポイント．臨床雑誌内科. 2023; 131: 34-37.
5) Selbst SM, et al. Epidemiology and etiology of malpractice lawsuits involving children in US emergency departments and urgent care centers. Pediatr Emerg Care. 2005; 21: 165-169.
6) de Almeida Leite RM, et al. Nonoperative vs operative management of uncomplicated acute appendicitis: A systematic review and meta-analysis. JAMA Surg. 2022; 157: 828-834.
7) Talan DA, et al. Treatment of acute uncomplicated appendicitis. N Engl J Med. 2021; 385: 1116-1123.
8) Salminen P, et al. Five-year follow-up of antibiotic therapy for uncomplicated acute appendicitis in the APPAC randomized clinical trial. JAMA. 2018; 320: 1259-1265.
9) 厚生労働省．院内感染対策サーベイランス事業
https://janis.mhlw.go.jp/report/index.html（2024 年 5 月 18 日閲覧）
10) Wu PH, et al. Geographic patterns of antimicrobial susceptibilities for Bacteroides spp. worldwide: Results from the Antimicrobial Testing Leadership and Surveillance（ATLAS）programme, 2007-2020. Int J Antimicrob Agents. 2023; 62: 106822.

Column

アモキシシリン・クラブラン酸の代替薬

アモキシシリン・クラブラン酸のスペクトラム

- グラム陽性球菌：ブドウ球菌、肺炎球菌、レンサ球菌、腸球菌
- グラム陰性桿菌：大腸菌をカバーすることがある
- 嫌気性菌：横隔膜から上も下もカバー可能

☐ アモキシシリン・クラブラン酸（経口）の大雑把なスペクトラムは、①グラム陽性球菌、②嫌気性菌です。アンピシリン・スルバクタム（静注）とほぼ同じである。

☐ 既に「症例8」の *Column* でアンピシリン・スルバクタムの代替薬を紹介した（→ p. 132）ので、アモキシシリン・クラブラン酸の代替薬の *Column* は不要なのではと思われるかもしれないが、そうは問屋が卸さない。アモキシシリン・クラブラン酸は経口抗菌薬なので、その代替薬も経口抗菌薬で考える必要がある。そして、これが結構頭を使うのである。

市中肺炎に対する代替薬

○ セファレキシン＋アジスロマイシン（またはミノサイクリン）
△ サルファ剤：ST合剤
○ キノロン系：レボフロキサシン、モキシフロキサシン
△ リンコマイシン系：クリンダマイシン

☐ 肺炎球菌を意識すると、セファレキシン＋アジスロマイシンにするか、キノロン系を使うかといったところである。ST合剤はインフルエンザ桿菌やモラキセラをカバーするものの、肺炎球菌への活性が心許ない。また、クリンダマイシンは肺炎球菌への活性があるものの、インフルエンザ桿菌とモラキセラをカバーしないので、やはり見劣りする。

動物咬傷に対する代替薬

○ ST合剤＋クリンダマイシン
○ ミノサイクリン（またはドキシサイクリン）＋クリンダマイシン

- □ 動物咬傷がない皮膚軟部組織感染症であればセファレキシンやクリンダマイシンで間に合うとして、動物咬傷がある場合にはパスツレラやカプノサイトファーガなどの特殊な細菌の関与を考慮しなければならない。
- □ ST合剤でパスツレラをカバーできるが、カプノサイトファーガが手薄なのでクリンダマイシンを追加したい。こうすると、一般的なグラム陽性球菌や嫌気性菌もカバーされていることになる。
- □ ミノサイクリンやドキシサイクリンを使うと、パスツレラもカプノサイトファーガもカバーできるが、これだと嫌気性菌のカバーが手薄である。そこで、クリンダマイシンを併用してグラム陽性球菌と嫌気性菌のカバーを補強する。

第3部

スチュワードシップを意識した感染症診療

はじめに

　外来や病棟を駆けずり回っていると実感することだが、医療現場には信じられないほど多くの無駄がある。初診患者に対しては、紹介状や患者自身の言葉を参考に、既往歴や内服薬、生活歴などの情報をカルテに毎回手入力しなければならない。薬剤やリハビリを処方するごとに、処方箋という名の無駄紙を消費する。カンファレンス資料は片面印刷され、裏面の白紙がもったいない。しかし、そういった資料には個人情報が含まれているものだから、裏面を計算用紙として再利用するのは少々難しい。汚染のない包装紙などが感染性廃棄物として処理されているのをよく見かけるが、これだって処理コストの無駄である。

　このような医療現場での無駄は事務的要素にとどまらず、医療行為そのものにも当てはまる。例えば、肺炎の診断には聴診と胸部 X 線で間に合うことが多いが、大病院では必ずといってよいほど胸部 CT を撮影する。それだけならまだマシだが、ついでと称してほとんど関係のない頭部 CT や腹部 CT まで撮影されてしまうのをよく目にする。疑ってもいないのに腫瘍マーカーをルーチンでオーダーした結果、正常範囲を少し逸脱した値が出てしまって、その精査のために延々と他の検査が続くのもよくあることだ。特段の根拠なく始めた抗血小板薬のせいで、消化管出血を起こして搬送される患者が救急外来では後を絶たない。こういった無駄な医療の弊害は患者への実害やコストだけに留まらない。医療従事者の余計な負担の増加や患者の不安の助長にも一役買っている。

　われわれは医療資源が有限であることにもっと自覚的であるべきである。特に感染症診療においては、抗菌薬を不適正使用すると薬剤耐性菌を生み出してしまい、将来に引き継ぐべき医療資源である抗菌薬が使い物にならなくなる懸念がある。この懸念を背景に、「抗菌薬スチュワードシップ」（antimicrobial stewardship）という概念が生まれた。「スチュワードシップ」とは限られた資源を適切に管理して次世代に引き継ぐ責任であり、患者の安全を確保しつつ抗菌薬の適正使用を推進する取り組みのことを「抗菌薬スチュワードシップ」と呼ぶ。似たコンセプトとして、患者にとって真に必要で副作用の少ない医療を目指す「賢明な選択」（Choosing Wisely）が挙げられるが、これはどちらかといえば個人レベルでの取り組みである。いずれも

医療の適正化という意味では目指すものが近く、SDGs も後押しして、令和日本の医療における重要概念になっていくのではないかと予感している。

　第3部では、「スチュワードシップ」や「賢明な選択」の考え方に馴染んでもらうために、感染症診療でいかにして無駄を減らすか、代表的例をピックアップして紹介する（畜産分野での抗菌薬使用の適正化も重要課題だが、紙面の都合で触れない）。これまでの日本にはあまり積極的に導入されてこなかった考え方だが、実践してみると無駄な医療行為を減らすことができるかもしれない。ぜひ、この考え方をインストールしていただきたいと思う。

第3部　スチュワードシップを意識した感染症診療

取り組み1　抗菌薬の不適正使用を回避する

急性気道感染症での抗菌薬[1]

- 急性気道感染症で抗菌薬を使う場面は、概ね以下に限定される
  - のど型：溶連菌咽頭炎、5 killer sore throats など
  - せき型：肺炎
  - はな型：遷延する副鼻腔炎

☐ 急性気道感染症、特に感冒を起こす病原体のほとんどがウイルスである。従って、感冒症状を示す患者のほとんどには抗菌薬も不要である。ただし、「感冒に抗菌薬は不要」と叫び続けたところで、「本当にそうなのか」と疑問を抱く患者も少なくない。ここでは、「どのような場面で抗菌薬が必要か」という情報も重要になる。

☐ 感冒症状を示す患者を感冒と診断するには、「のど・せき・はな」の症状が揃っていることが望ましい。咽頭痛、咳嗽、鼻汁などのことである。逆に、これらが揃わず、ひとつの症状ばかりが目立つ場合には、ただの感冒と侮らない方がよいかもしれない。

☐ 咽頭痛が目立つ「のど型」の代表格は溶連菌咽頭炎で、他には 5 killer sore throats にも注意したい。これらは抗菌薬治療の適応で、詳細は第 2 部「症例 1」をご参照のこと（p. 24）。

☐ 咳嗽が目立つ「せき型」で見逃したくないのが肺炎である。しかし、数多くの患者が来院する状況下で全例に胸部 X 線を撮影するのは現実的でない。肺炎の見逃しを減らすには、年齢、バイタルサイン、聴診所見が役立つ。高齢者の場合や異常を示すバイタルサインの数が多い場合には、丁寧に呼吸音を聴診したり、胸部 X 線を撮影したりするとよい。

☐ 鼻汁・鼻閉が目立つ「はな型」では、副鼻腔炎が有名である。ただし、副鼻腔炎も感冒同様ウイルス性が多いので、基本的には抗菌薬を投与せずに対症療法で経過観察する。10 日以上持続する場合、39℃以上の発熱がある場合、膿性鼻汁や顔面痛が 3 日以上ある場合には、細菌性の可能性も考慮してアモキシシリンなどの抗菌薬を考慮する。

☐ 上記は免疫正常者での話であり、免疫不全者の場合には抗菌薬の適応をより慎重に決める必要がある。

急性下痢症での抗菌薬[1]

- 急性下痢症で抗菌薬を使う場面は、概ね以下に限定される
  - 脱水や血圧低下を伴う中等症以上の症例
  - 悪寒戦慄を伴い菌血症が疑われる症例
  - 生後3か月未満や免疫不全者、血管内デバイス使用者などリスク症例
  - 旅行者下痢症

□ 第2部「症例10」(p. 149) で議論があったように、「急性胃腸炎」という病名がついたら疑ってかかる。誤診が起こりやすいからである。
□ 日本での感染性腸炎の大半がウイルス性で、抗菌薬は不要である。
□ ただし、脱水を伴っていたり、免疫不全者だったりすると、重症化リスクがどうしても付きまとう。このような場合には抗菌薬の使用を考慮する[2]。カンピロバクター腸炎を念頭に、アジスロマイシンを選択することが多い（キノロン系は、東南アジアで同菌が耐性化傾向にある）。
□ 抗菌薬を使用する際には、血液培養や便培養を提出する。便培養を提出する際には疑っている菌名を細菌検査室に伝えないと、適切な培地を選択できずに起因菌をうまく検出できないことがあるので要注意。

蜂窩織炎もどきでの抗菌薬

- うっ滞性皮膚炎は非感染性疾患であり、抗菌薬は不要である
- 両側性の「蜂窩織炎」をみたら、必ずうっ滞性皮膚炎を鑑別する

□ 蜂窩織炎と誤診しやすい疾患は、非感染性疾患も含めて多い（**表 1-1**）。
□ 非感染性疾患に対する抗菌薬はなるべく避けたいが、特に気をつけたいのがうっ滞性皮膚炎。うっ滞性皮膚炎の多くは両側性だが、蜂窩織炎の多くは片側性である。つまり、両側性の「蜂窩織炎」をみたら、うっ滞性皮膚炎の可能性を考慮して下肢を挙上して発赤が引くか確認するとよい。

表 1-1　蜂窩織炎と誤診しやすい疾患群 [3,4]

非感染性疾患	感染性疾患
うっ滞性皮膚炎、外傷、湿疹、結晶性関節炎、アレルギー性皮膚炎、リンパ管炎、深部静脈血栓症、リンパ浮腫、結節性紅斑、壊疽性膿皮症	皮下膿瘍、化膿性滑液包炎、骨髄炎、皮膚潰瘍感染、遊走性紅斑、化膿性関節炎、ウイルス感染症に伴う皮疹、化膿性腱鞘炎、帯状疱疹、トキシックショック症候群

尿路感染症もどきでの抗菌薬

- 無症候性細菌尿では、基本的に抗菌薬は不要である
- ただし、妊婦や泌尿器科的処置前は例外的に抗菌薬で治療する

□　無症候性細菌尿に対して抗菌薬を使用しない理由としては、治療したところで尿路感染症を予防できるわけではないからである。このことは、高齢者にも、腎移植患者にも、脊髄損傷患者にも当てはまる。

□　しかし、ここにもやはり例外がある。それが妊婦と泌尿器科処置前である。妊婦では、泌尿器系が物理的に圧排されるため、腎盂腎炎を高率に生じる。また、泌尿器科処置時に細菌尿があると、処置に伴う創部から細菌が侵入して菌血症を生じやすい。これらは抗菌薬で無症候性細菌尿を解除するメリットが明確なので、抗菌薬を使用する。

Lesson　不必要な抗菌薬が使われる温床

　二連日以上の抗菌薬治療を受けた患者を対象に、不必要な抗菌薬がどのような状況下で見られやすいのかを検証したフランスの多施設前向き研究があるので紹介しよう[5]。ここでの「不必要な抗菌薬」とは、非感染性疾患や非細菌感染症に対する抗菌薬、スペクトラムの重複する余計な抗菌薬、細菌検査結果が明らかな状況下で5日を越えて使用された広域抗菌薬を指している[6]。この研究を通じて、不必要な抗菌薬の使用と関連する因子として、内科病床への入院、診断の不確定、血液培養の不採取が挙がった。一方で、感染症の診断での入院、消化器感染症、抗菌薬の経静脈的投与、抗菌薬以外の治療での奏功は、不必要な抗菌薬の

使用の減少と関連していた。これらから分かるのは、抗菌薬の適正使用には診断に向かう努力が重要だということ。結局、よい治療を生み出すのは、よい診断なのである。

感染再発予防のための抗菌薬

- 繰り返す蜂窩織炎に対する予防的抗菌薬は、年3〜4回以上の再発で考慮する[7]
- 繰り返す尿路感染症に対する予防的抗菌薬は、特定条件下での予防効果こそ示されるが、薬剤耐性菌の出現とも関連するので極力避ける
- 繰り返す誤嚥性肺炎に対する予防的抗菌薬は、効果が示されておらず、広域抗菌薬の使用増とも関連するので使用しない

☐ 繰り返す蜂窩織炎に対して予防的抗菌薬を投与することで、その発生を半減させられる可能性が示唆されている。ただし、予防的抗菌薬を終了すると予防効果もなくなる[8]。

☐ 尿路感染症は、性別や使用デバイスなどによっても性質が大きく異なるので、エビデンスを読解する際にはどのような患者背景かに注意を払う。高齢女性に対しては、ST合剤やnitrofurantoinによる尿路感染症の再発予防効果が報告されている[9]。ただし、間欠的自己導尿を行っている患者を対象とした研究で、尿路感染症に対する予防的抗菌薬と薬剤耐性菌の出現との関連が明確に示された点も注目に値する[10]。

☐ 誤嚥性肺炎に対する予防的抗菌薬は、効果が示されないばかりか、薬剤耐性菌の出現を招いてさらなる広域抗菌薬の使用につながりうる[11,12]。

歯科処置における予防的抗菌薬[13]

- 抜歯時の予防的抗菌薬が推奨されるのは以下の場合である
  - 感染性心内膜炎の高リスク患者
  - 手術部位感染症の高リスク患者

☐ 歯科処置に伴う菌血症の発生率は決して低くなく、抜歯で18〜100％、歯磨きで23％である。健常者なら免疫応答によって侵入した細菌を退

治できてしまうことがほとんどだが、心血管系に何らかの問題がある場合は感染性心内膜炎などの合併症を生じやすい。
- ☐ 感染性心内膜炎のハイリスク患者では（表 1-2）、歯科処置時の予防的抗菌薬が推奨される。手術部位感染症のハイリスク患者も同様である。逆に言えば、それ以外の患者ではルーチンでの予防的抗菌薬が推奨されない。

表 1-2　感染性心内膜炎の基礎心疾患別リスク[13]

高リスク群
・生体弁、機械弁による人工弁置換術患者、弁輪リング装着例 ・感染性心内膜炎の既往を有する患者 ・複雑性チアノーゼ性先天性心疾患（単心室、完全大血管転位、ファロー四徴症） ・体循環系と肺循環系の短絡造設術を実施した患者
中リスク群
・ほとんどの先天性心疾患（単独の心房中隔欠損症［二次孔型］を除く） ・後天性弁膜症（逆流を伴わない僧帽弁狭窄症ではリスクは低い） ・閉塞性肥大型心筋症 ・弁逆流を伴う僧帽弁逸脱 ・人工ペースメーカ、植込み型除細動器などのデバイス植込み患者 ・長期にわたる中心静脈カテーテル留置患者

抗真菌薬の適正使用（antifungal stewardship）[14]

- ・適正使用を心がけるのは抗菌薬にとどまらず、抗真菌薬なども対象になる
- ・感染症科医による助言によって抗真菌薬の使用を適正化する

- ☐ 細菌だけでなく、真菌も薬剤耐性を生じる。抗菌薬にスチュワードシップがあるなら、抗真菌薬にスチュワードシップがあっても不思議でない。
- ☐ 抗真菌薬を担当医が使用する際に、感染対策チームによる助言を挟む。具体的な介入の内容はまちまちだが、闇雲に抗真菌薬を投与する前に真菌検査や画像検査を追加して真菌感染症の診断を詰めたり、適切な抗真菌薬の選択や用量決定などを支援したりする。
- ☐ フランスの単施設で実施された、造血器疾患の患者を対象とした介入研究では、感染症科医の助言で抗真菌薬の処方量を40％減らせた[15]。また、英国の単施設観察研究でも、感染症科医が助言に入った患者の約半数で

抗真菌薬（ボリコナゾールを除く）の中止または変更がなされた[16]。
- 感染症科医による助言以外には、培養以外の真菌検査を利用した抗真菌薬の適正化もかつては報告されていた。例えば、カンジダ抗原検査を利用することで、キャンディン系抗真菌薬の使用を減らせたという米国の単施設介入研究がある[17]。もっとも、この取り組み単体では真菌検査の乱用につながる懸念があり、感染症科医による助言が付随している方がよいというのが筆者の意見。詳細は後述の診断スチュワードシップで述べる。

Lesson **結局、何が抗菌薬スチュワードシップに該当するのか？**

　聞き慣れない概念が提唱されると、必ずと言ってよいほど「何が該当して何が該当しないのか？」という議論が現れる。第3部では「はじめに」で述べた通り、「スチュワードシップ」と「賢明な選択」をほとんど区別せずに話を進めているが、抗菌薬スチュワードシップの定義が気になる読者もおられると思う。端的に言えば、抗菌薬スチュワードシップは抗菌薬の適正使用に直接的に関わる一連の取り組みを指す。もう少し細かく言うと、抗菌薬の適正使用にまつわる6D（Diagnosis、Debridement/drainage、Drug、Dose、Duration、De-escalation）への介入である[18]。逆に、抗菌薬の適正使用に直接的に関係しない取り組みまでは抗菌薬スチュワードシップに含まない。具体的には、手洗いやワクチンなどによる感染予防、感染者の隔離などの各種予防策による感染制御などは、回りまわって抗菌薬の適正使用を推進することがあるにしても、厳密な意味での抗菌薬スチュワードシップには含まない[19]。ところで、いまやわれわれが抗菌薬スチュワードシップとして意識していない取り組みの中にも、抗菌薬スチュワードシップがいくつか含まれている。例えば、病院ごとに策定されている経験的抗菌薬のガイドラインは、感染対策チームが地域における薬剤耐性の疫学を勘案しながら作っているものである。その過程で、いわゆるアンチバイオグラムも生まれるわけだが、この院内ガイドラインによって患者の死亡率を2/3に減らせる可能性がある。バンコマイシンやゲンタマイシンなどを使う際に実施される薬物血中濃度モニタリングは、薬剤性腎障害を半減させ

る可能性がある。さらに、血液培養で黄色ブドウ球菌が発育した際に、感染症科医の併診や抗菌薬のアドバイスが入る病院もあるかもしれないが、これが患者の死亡率を1/3に減らす可能性まで指摘されている[20]。これらの活動は、読者にとって馴染みのあるものばかりかもしれないが、いずれも立派な抗菌薬スチュワードシップと呼べる。もっとも、抗菌薬スチュワードシップをやりさえすればよいというものでもなく、その成果は感染対策チームの力量や心がけにも影響される。例えば、黄色ブドウ球菌菌血症に対して感染症科医の併診が死亡率を減らすと先に書いたが、彼らが患者に会わずに電話対応だけで併診を済ませた場合、かえって死亡率が増加するという報告がある[21]。深部膿瘍などドレナージすべき遠隔病変を見逃しやすくなるからかもしれない。

出典

1) 厚生労働省. 抗微生物薬適正使用の手引き 第三版. https://www.mhlw.go.jp/content/10900000/001168459.pdf（2024年5月18日閲覧）
2) McDonald LC, et al. Clinical practice guidelines for Clostridium difficile infection in adults and children: 2017 update by the Infectious Diseases Society of America (IDSA) and Society for Healthcare Epidemiology of America (SHEA). Clin Infect Dis. 2018; 66: e1-e48.
3) Cutler TS, et al. Prevalence of misdiagnosis of cellulitis: A systematic review and meta-analysis. J Hosp Med. 2023; 18: 254-261.
4) Bystritsky R, et al. Cellulitis and soft tissue infections. Ann Intern Med 2018; 168: ITC17-ITC32.
5) Roger PM, et al. Risk factors for unnecessary antibiotic therapy: A major role for clinical management. Clin Infect Dis. 2019; 69: 466-472.
6) Spivak ES, et al. Measuring appropriate antimicrobial use: Attempts at opening the black box. Clin Infect Dis. 2016; 63: 1639-1644.
7) Stevens DL, et al. Practice guidelines for the diagnosis and management of skin and soft tissue infections: 2014 update by the Infectious Diseases Society of America. Clin Infect Dis. 2014; 59: e10-52.
8) Oh CC, et al. Antibiotic prophylaxis for preventing recurrent cellulitis: A systematic review and meta-analysis. J Infect. 2014; 69: 26-34.
9) Ahmed H, et al. Long-term antibiotics for prevention of recurrent urinary tract infection in older adults: systematic review and meta-analysis of randomised trials. BMJ Open. 2017; 7: e015233.
10) Fisher H, et al. Continuous low-dose antibiotic prophylaxis for adults with repeated urinary tract infections (AnTIC): A randomised, open-label trial. Lancet Infect Dis. 2018; 18: 957-968.
11) Kalra L, et al. Prophylactic antibiotics after acute stroke for reducing pneumonia in patients with dysphagia (STROKE-INF): A prospective, cluster-randomised, open-label, masked endpoint, controlled clinical trial. Lancet. 2015; 386: 1835-1844.
12) Dragan V, et al. Prophylactic Antimicrobial Therapy for Acute Aspiration Pneumonitis.

Clin Infect Dis. 2018; 67: 513-518.
13）日本歯周病学会．歯周病患者における抗菌薬適正使用のガイドライン 2020．
https://www.perio.jp/publication/upload_file/guideline_perio_antibiotic_2020.pdf
（2024 年 5 月 18 日閲覧）
14）Muñoz P, et al. Antifungal stewardship in daily practice and health economic implications. Mycoses. 2015; 58 Suppl 2: 14-25.
15）Alfandari S, et al. Antifungal stewardship: implementation in a French teaching hospital. Med Mal Infect. 2014; 44: 154-158.
16）Micallef C, et al. Introduction of an antifungal stewardship programme targeting high-cost antifungals at a tertiary hospital in Cambridge, England. J Antimicrob Chemother. 2015; 70: 1908-1911.
17）Aitken SL, et al. Clinical practice patterns in hospitalized patients at risk for invasive candidiasis: role of antifungal stewardship programs in an era of rapid diagnostics. Ann Pharmacother. 2014; 48: 683-690.
18）Morency-Potvin P, et al. Antimicrobial stewardship: How the microbiology laboratory can right the ship. Clin Microbiol Rev. 2016; 30: 381-407.
19）Dyar OJ, et al. What is antimicrobial stewardship? Clin Microbiol Infect. 2017; 23: 793-798.
20）Schuts EC, et al. Current evidence on hospital antimicrobial stewardship objectives: a systematic review and meta-analysis. Lancet Infect Dis. 2016; 16: 847-56.
21）Forsblom E, et al. Telephone consultation cannot replace bedside infectious disease consultation in the management of Staphylococcus aureus Bacteremia. Clin Infect Dis. 2013; 56: 527-535.

取り組み 2　抗菌薬選択を最適化する

特定抗菌薬の使用許可制度（antibiotic restriction policy）[1]

- 特定の抗菌薬を使用する際、感染対策チームの許可を必要とする制度
- どの抗菌薬を許可制にするかは各病院の状況に応じて決める

☐ カルバペネム系や抗MRSA薬など、極力使用を避けたい抗菌薬を許可制にすることで、それらの抗菌薬が臨床現場で漫然と使われるのを防ぐ。

☐ 許可制の縛りの強さは病院や抗菌薬の種類によっても異なってよく、用途や予定期間さえ明確なら自由に処方可能とする緩い縛りから、感染対策チームの許可なしでの処方を禁じる厳しい縛りまで、まちまちである。

☐ 例えば、メロペネムやバンコマイシンのように、比較的よく使う抗菌薬を強く縛ると、敗血症性ショックなど一刻を争う場面でのタイムラグにつながるおそれがある。このような抗菌薬は、緩く縛るのが現実的だろう。

☐ 一方で、温存すべきだが使用頻度の落ちる抗菌薬（例：ダプトマイシン）、副作用で扱いの難しい抗菌薬（例：コリスチン）については縛りが強くして、感染症科医のチェックが入るようにした方がよいかもしれない。

☐ とはいえ、特定抗菌薬の使用許可制度を策定するにあたって決まったルールはなく、病院の状況に応じて柔軟に対応する。実務的なところでは、許可制を担う感染症科医や薬剤師の人手不足が日本では問題である。

☐ メタアナリシスによると、キノロン系の使用を許可制にすることで、緑膿菌などのブドウ糖非発酵菌の薬剤耐性を20％ほど減らす可能性が示唆されている。一方で、第3世代セフェムやカルバペネム系の使用を許可制にしても、薬剤耐性菌を減らす効果は明らかでなかった[2]。

☐ 特定抗菌薬の使用許可を与えた後も、その抗菌薬が適正使用されているか、感染対策チームが定期的にフィードバックする。人手さえ許せば、感染対策チームもカルテ診で済ますことなく、ベッドサイドで患者を診察できるのが理想ではある。

☐ もっとも、特定抗菌薬を使用許可制にせず、処方された抗菌薬に対するフィードバック介入を試みるだけでうまくいった例もあるようだ[3]。

> **薬剤感受性の表示形式の変更（selective reporting of antibiotic susceptibility）[4]**
>
> ・細菌の薬剤感受性を示す際、優先すべき抗菌薬の結果に限定して表示
> ・抗菌薬を報告する優先順位を記載したガイドラインが存在する

□ 薬剤感受性検査の結果の例を以下に示すが、見ての通り、様々な抗菌薬の略称が並んでいて、実に煩雑である（表 2-1）。感染症診療に慣れていれば、この表を見て適した抗菌薬を選択できるが、すべての医療スタッフにそれができるわけではない。

表 2-1　通常の薬剤感受性検査結果（血液培養検体からの大腸菌）

薬剤名	MIC	判定	薬剤名	MIC	判定
ABPC/SBT	16	I	IPM	≦ 1	S
AMPC/CVA	≦ 8	S	MEPM	≦ 0.25	S
PIPC/TAZ	≦ 8	S	GM	≦ 2	S
CCL	≦ 8	S	AMK	≦ 8	S
CEZ	≦ 2	S	MINO	＞ 8	R
CTM	≦ 8	S	ST	≦ 2	S
CMZ	≦ 16	S	AMPC	＞ 16	R
CTX	≦ 1	S	FOM	≦ 4	S
CAZ	≦ 1	S	LVFX	≦ 0.12	S
CFPM	≦ 2	S	CPFX	≦ 1	S
CPDX	≦ 2	S	TGC	≦ 0.5	S
AZT	≦ 4	S			

MIC, 最小発育阻止濃度（μ g/mL）. 抗菌薬の略称は割愛（必要に応じて表 2-2・表 2-3 を参照）

□ この表をよく見ると、多くの抗菌薬の感受性が掲載されている一方で、アジスロマイシン（略称：AZM）など掲載されていない有名抗菌薬があることにも気がつくだろう。この表に載せる抗菌薬、載せない抗菌薬はどのように決められているのだろうか？

□ 実は、米国の Clinical and Laboratory Standards Institute（CLSI）がガイドラインを出しており、報告すべき抗菌薬の優先順位を決めている。「CLSI M100-ED33:2023」に準拠すると、大腸菌の感受性検査結果として報告すべき抗菌薬の優先順位は以下の通りである（表 2-2）。階層 1 から階

層4に行くにしたがって、報告する優先順位が落ちていく。そして、なるべく階層1の抗菌薬を患者に対しては使いたいわけである。

表 2-2　CLSI M100-ED33：2023の検査・報告グループ（腸内細菌目）[5]

階層1：ルーチンで検査して報告するに適した抗菌薬
アンピシリン（ABPC）、セファゾリン（CEZ）、セフォタキシム（CTX）またはセフトリアキソン（CTRX）、アモキシシリン・クラブラン酸（AMPC/CVA）、アンピシリン・スルバクタム（ABPC/SBT）、ピペラシリン・タゾバクタム（PIPC/TAZ）、ゲンタマイシン（GM）、シプロフロキサシン（CPFX）、レボフロキサシン（LVFX）、ST合剤
階層2：階層1と同様だが、施設によっては必要に応じての報告にしてもよい抗菌薬
セフロキシム（CXM）、セフェピム（CFPM）、ertapenem、イミペネム（IPM）、メロペネム（MEPM）、トブラマイシン、アミカシン（AMK）、cefotetan、cefoxitin、ドキシサイクリン（DOXY）、ミノサイクリン（MINO）
階層3：多剤耐性菌のリスクがある場合に、必要に応じて報告すべき抗菌薬
セフィデロコロコル（CFD）、ceftazidime-avibactam、meropenem-vaborbactam、plazomicin、ホスホマイシン（FOM）
階層4：他の階層の抗菌薬が妥当でない場合に医師からの要望によって検査・報告する抗菌薬
アズトレオナム（AZT）、ceftaroline、セフタジジム（CAZ）、セフトロザン・タゾバクタム（CTLZ/TAZ）

□ さて、先ほど表2-1で示した薬剤感受性検査の結果を、表2-2の階層1に掲載されている抗菌薬だけに絞ってみよう。すると、以下のようになってスッキリする（表2-3）。このように報告することで、いきなり温存すべき抗菌薬であるメロペネムやアズトレオナムを使うという過ちを担当医が犯さずに済むわけである。

表 2-3　階層1の抗菌薬に絞った薬剤感受性検査結果（血液培養での大腸菌）

薬剤名	MIC	判定	薬剤名	MIC	判定
ABPC（AMPC）	＞16	R	PIPC/TAZ	≦8	S
CEZ	≦2	S	GM	≦2	S
CTX	≦1	S	CPFX	≦1	S
AMPC/CVA	≦8	S	LVFX	≦0.12	S
ABPC/SBT	16	I	ST	≦2	S

ABPC，アンピシリン；ABPC/SBT，アンピシリン・スルバクタム；AMPC，アモキシシリン；AMPC/CVA，アモキシシリン・クラブラン酸；CEZ，セファゾリン；CPFX，シプロフロキサシン；CTX，セフォタキシム；GM，ゲンタマイシン；LVFX，レボフロキサシン；MIC，最小発育阻止濃度（μg/mL）；PIPC/TAZ，ピペラシリン・タゾバクタム

□ さらに急進的な方法として、感受性を報告する抗菌薬の種類を第一選択薬に限ってしまい、他の抗菌薬の感受性検査結果をバッサリと切り捨ててしまう試みもある。例えば、フランスの多施設介入研究では、大腸菌による尿路感染症の患者に限定してこの手法を実践し、第3世代セフェムの使用を8%減らすことに成功している[6]。もっとも、筆者個人としては、極端に抗菌薬を絞り過ぎると副作用が出現した時などに現場が柔軟に対応しにくくなるので、そこまで徹底する必要まではないのではとも感じる。

Lesson 静菌的抗菌薬[7]

マクロライド系やテトラサイクリン系は大腸菌に活性を持つが、**表2-2** を見る限りでは両者とも優先順位が低いことが分かる（前者は掲載すらされていない）。その背景を理解するには、殺菌的抗菌薬と静菌的抗菌薬の概念を知っておく必要がある。読者には殺菌的抗菌薬の方が静菌的抗菌薬よりも強いというイメージが漠然とあるかもしれないが、両者にはしっかりとした定義がある。ある抗菌薬が、ある細菌を24時間で増えなくする最低限の濃度を「最小発育阻止濃度（MIC）」、24時間で菌量を1/1,000に減らす最低限の濃度を「最小殺菌濃度（MBC）」と呼ぶ。当然ながら、定義上はMBC ≧ MICでなければならない。ここで、両者の値が近い抗菌薬（MBC/MIC ≦ 4）を「殺菌的抗菌薬」、両者の値が離れている抗菌薬（MBC/MIC ＞ 4）を「静菌的抗菌薬」と呼ぶ。注意していただきたいのは、先ほどのMICやMBCの定義の中で、「ある抗菌薬」だけでなく「ある細菌」とも書いた点である。つまり、ある抗菌薬は細菌Aに対して殺菌的だけれど、細菌Bに対しては静菌的ということがあり得る（もっとも、実臨床で意識することはほとんどない）。以下に代表的な殺菌的抗菌薬と静菌的抗菌薬を示す（**表 2-4**）。

表 2-4 殺菌的抗菌薬と静菌的抗菌薬

殺菌的抗菌薬	静菌的抗菌薬
βラクタム系、キノロン系、バンコマイシン、メトロニダゾールなど	マクロライド系、テトラサイクリン系、クリンダマイシン、ST合剤など

　表を眺めていると、βラクタム系やキノロン系など、重症患者に対する使用頻度の高い抗菌薬が殺菌的抗菌薬に分類されていることに気がつくだろう。一方で、静菌的抗菌薬に分類されている抗菌薬を単剤で重症患者に対して使用することは比較的少ない。その大きな理由としては、使用経験の差がある。1950年代、感染心内膜炎に対するマクロライド系やテトラサイクリン系での治療失敗がフィンランドから報告され、以降は重症感染症に対して静菌的抗菌薬が忌避されてきた経緯があるわけである。もっとも、近年では重症感染症に対する静菌的抗菌薬の使用が見直される動きがあり、今後の知見の集積に期待したい。

βラクタムアレルギーの脱ラベル化（beta-lactam allergy de-labelling）

- βラクタムアレルギーと称するほとんどの患者が真のアレルギーでない
- この自称βラクタムアレルギーで、時に抗菌薬適正使用が妨げられる
- その対策として、アレルギーのレッテルを問診や検査で剥がす

☐　問診をしていると、βラクタムアレルギーと称する患者によく遭遇する。実際、ペニシリンアレルギーの有病率は約10％と推定されているのだが[8]、そのほとんどが真のアレルギーでないことも分かっている。

☐　βラクタムアレルギーがあると、抗菌薬の選択肢を大きく封じられるのが痛い。これまで見てきた通り、大腸菌を非βラクタム系でカバーしようとすると、ST合剤やキノロン系に頼らざるを得ないが、前者は副作用の問題があり、後者は耐性化が問題になっている。また、梅毒や淋菌感染症の治療もβラクタム系なしでは難儀する。

☐　そこで、自称βラクタムアレルギーの患者に対して、アレルギーに関する詳細な問診を行い、薬剤誘発試験などでアレルギーでないことを確認し、最終的にはアレルギーのレッテルを剥がして（de-labelling）、βラクタム系を利用できるようにするわけである。

- □ スペインの前向き研究では、アレルギー科医の指導のもとで自称βラクタムアレルギー患者に対して皮膚テストや薬剤内服試験を行うことで、85％の患者の de-labelling に成功している[9]。似た取り組みが複数なされており、メタアナリシスでも、自称βラクタムアレルギー患者のほとんどを de-labelling できることが示されている[10]。
- □ ところで、抗菌薬を投与した患者にアレルギーを疑う症状が出現した時、読者の皆さんはどうされているだろうか？ 可能であれば、抗菌薬を投与して何日目に、どのような症状が出現したのかを詳細に記録しておき、後に同じ患者を診察する後医がどの型のアレルギーだったのかを推定できるようにしておくとよい。例えば、「投与後 15 分で皮疹と呼吸苦」とカルテにあれば、アナフィラキシーと即座に分かるので、再投与が禁忌と後医にも分かるわけである。また、「圧迫で消退しない皮疹」（紫斑）とか「粘膜病変を伴う皮疹」と記録が残っていれば、これも重症薬疹を示唆するので再投与が禁忌と分かる。

抗菌薬アレルギーに対する脱感作療法

- ・感染症によっては治療薬や予防薬の選択肢がかなり限られるものがある
- ・その薬剤に真のアレルギーを持つ患者に対して脱感作療法を試みる

- □ 感染症の中には治療薬の選択肢がかなり限られるものがある。例えば、梅毒に対してはなるべくペニシリン系を使うべきだし、ニューモシスチス肺炎予防には ST 合剤を使いたい。しかし、これらの第一選択薬に対して真のアレルギーがある場合、患者背景によっては治療に難儀する。
- □ そこで、抗菌薬によっては脱感作療法が試みられることがある。もっとも、重症薬疹には禁忌で、Stevens-Johnson 症候群、中毒性表皮壊死症、薬剤性過敏症症候群（DRESS/DIHS）、落屑を伴う多形紅斑やびまん性紅皮症、急性汎発性発疹性膿疱症などが該当する。
- □ また、脱感作療法は I 型（即時型）アレルギーがよい適応とされるが、アナフィラキシーの危険性が付きまとう。ゆえに、その適応は本当に代替手段がなくて実施するメリットが十分にあること、実施の際には極少量の薬剤で慎重に開始することが大切である。

- 実例としては、ペニシリンアレルギーを持つ妊婦の梅毒が有名[11]。梅毒に対する第二選択薬はテトラサイクリン系だが、妊娠中は禁忌である。なので、先天梅毒を避けるために何としてもペニシリン系で治療したい。そこで、アレルギー科医の併診下でペニシリン脱感作療法を行うことがある。経口プロトコルと静注プロトコルが公開されている[12]。
- 他には、造血器腫瘍やHIV/AIDSを持つ患者に対するニューモシスチス肺炎予防でST合剤を使うために、脱感作療法が行われることもある。造血器疾患患者を対象とした日本の後ろ向き観察研究では、トリメトプリム換算0.4 mg/日から5〜9日かけて80 mg/日まで漸増させるプロトコルを実施し、79％の患者で脱感作に成功している[13]。

出典

1) 8学会合同抗微生物薬適正使用推進検討委員会．抗菌薬適正使用支援プログラム実践のためのガイダンス．感染症学雑誌．2017; 91: 709-746.
2) Schuts EC, et al. The effect of antibiotic restriction programs on prevalence of antimicrobial resistance: A systematic review and meta-analysis. open forum Infect Dis. 2021; 8: ofab070.
3) MacBrayne CE, et al. Sustainability of handshake stewardship: Extending a hand is effective Years later. Clin Infect Dis. 2020; 70: 2325-2332.
4) Tebano G, et al. Selective reporting of antibiotic susceptibility testing results: A promising antibiotic stewardship tool. Expert Rev Anti Infect Ther. 2020; 18: 251-262.
5) Clinical and Laboratory Standards Institute. CLSI M100-ED33:2023 Performance Standards for Antimicrobial Susceptibility Testing, 33rd Edition. http://em100.edaptivedocs.net/dashboard.aspx（2024年5月18日閲覧）
6) Simon M, et al. Impact of selective reporting of antibiotic susceptibility testing results for urinary tract infections in the outpatient setting: A prospective controlled before-after intervention study. Clin Microbiol Infect. 2023; 29: 897-903.
7) Wald-Dickler N, et al. Busting the myth of "Static vs Cidal": A systemic literature review. Clin Infect Dis. 2018; 66: 1470-1474.
8) Albin S, et al. Prevalence and characteristics of reported penicillin allergy in an urban outpatient adult population. Allergy Asthma Proc. 2014; 35: 489-494.
9) Bodega-Azuara J, et al. Beta-lactam allergy in patients: An antibiotic stewardship challenge. Eur J Hosp Pharm. Published online December 23, 2022.
10) Powell N, et al. The effectiveness of interventions that support penicillin allergy assessment and delabeling of adult and pediatric patients by nonallergy specialists: A systematic review and meta-analysis. Int J Infect Dis. 2023; 129: 152-161.
11) Fica A, et al. Penicillin desensitization in allergic pregnant women with syphilis. Report of two cases. Rev Med Chil. 2020; 148: 344-348.
12) Chastain DB, et al. Antimicrobial desensitization: A review of published protocols. Pharmacy（Basel）．2019; 7: 112.
13) Negishi S, et al. Feasibility of trimethoprim/sulfamethoxazole desensitization therapy in hematological diseases. Clin Exp Med. 2023; 23: 1285-1291.

取り組み3　抗菌薬の投与期間を最適化する

感染症に対する抗菌薬の投与期間

- 抗菌薬の投与期間は、概ね感染臓器で決まる
- もちろん、宿主因子や起因菌の種類も外せない決定要因
- 最近は「The shorter, the better.」という考え方がトレンド

☐　抗菌薬の投与期間は、概ね感染臓器で決まり、時に宿主因子（例：免疫不全）や起因菌（例：黄色ブドウ球菌、緑膿菌）の種類にも影響される。

☐　患者状態を見ておく必要は当然あるが、治療が軌道に乗っていれば、あらかじめ決まった抗菌薬の投与期間をもって抗菌薬を終了する。

☐　とはいえ、ガイドブックなどに掲載されている抗菌薬の投与期間は経験に基づいた恣意的なものである。実際、抗菌薬の投与日数は、キリのよい5の倍数や週で計算しやすい7の倍数が多いことに気が付くだろう。このあたりの機微は、*Clinical Infectious Diseases* の編集長（2024年現在）である Paul Sax 先生の記事に詳しい[1]。

☐　そこで、最近では「The shorter, the better.」という掛け声のもと、抗菌薬の投与期間を短縮できないかという臨床研究が盛んに行われている（表3-1）。抗菌薬の投与期間を短縮することで、治療失敗を増やすことなく有害事象やコストを減らせるかに注目が集まっているわけである。

表3-1　抗菌薬の長期投与と短期投与で同等の成績が示されている感染症の例[2]

感染症	長期治療（日）	短期治療（日）
市中肺炎	7〜10	3〜5
院内肺炎	14〜15	7〜8
複雑性尿路感染症、腎盂腎炎	10〜14	5〜7
複雑性／術後腹腔内感染症	10〜15	4〜8
蜂窩織炎	10	5〜6
慢性骨髄炎	84	42

CRPやプロカルシトニンを用いた抗菌薬の開始/終了判断

・CRPやプロカルシトニンを用いて抗菌薬の適応や投与期間を決める
・敗血症や肺炎、慢性閉塞性肺疾患の急性増悪に対する研究が多い

☐ CRPやプロカルシトニンがピークから一定のレベルまで減少したところで抗菌薬を終了すると、先に提示した期間よりもさらに抗菌薬の使用期間を短縮できるのではないかという発想である。

☐ 敗血症患者を対象としたランダム化比較試験のメタアナリシスによると、CRPを用いて治療期間を決めた群では、そうしなかった群と比べて抗菌薬の使用期間が2日間短く、死亡率も変わらなかった[3]。ただし、統計学的に有意でないものの、感染再発がCRP群で多い傾向にあった。

☐ CRPやプロカルシトニンを、肺炎や慢性閉塞性肺疾患の急性増悪に対する抗菌薬治療の適応判断に用いた研究も複数存在する[4,5]。概して、抗菌薬の適応か否かを識別できるという結果が出ており、これらのバイオマーカーは使えるのだろう。

☐ 筆者個人としては、バイオマーカーに頼った診療ばかりしていると、ベッドサイドまで患者を診に行かない悪癖がつくのではと懸念しており、研修医が「CRPが下がったので抗菌薬をやめます」と言うのを聞くたびに暗澹たる気持ちになる。また、決して安価とはいえないプロカルシトニンを頻繁に測定するのも気が引ける。

感染対策チームの手による抗菌薬の終了

・抗菌薬使用患者が特定の基準を満たさなければ、感染対策チームの手で抗菌薬を終了する
・抗菌薬を終了する前には患者の担当医に感染対策チームから電話などで一報を入れる

☐ 感染症科医として感染対策チームに入っていると、なかなか抗菌薬がde-escalationや終了されずにヤキモキする場面がよくある。

☐ そこで、特定の基準を満たしていない抗菌薬使用患者に関しては、担当医チームに連絡を入れた上で、感染対策チームの手で半ば機械的に抗菌

薬治療を終了してしまうという手法が試みられることがある。
- 実際に、米国の一般病床に入院している血液培養陰性かつ広域抗菌薬を使用中の患者を対象とした10施設ランダム化比較試験が行われた[6]。この研究では、患者の新規症状や細菌検査結果、背景疾患に着目して抗菌薬の終了を勧告する基準としている（表3-2）。結果としては、約1/3の症例で抗菌薬を終了でき、有害事象も明らかには増えなかった。

表3-2 研究で用いられた抗菌薬治療の継続基準

1. 感染徴候の持続	3. ハイリスクな背景疾患
持続する発熱、新規の肺野異常、膿胸、肺膿瘍、持続する白血球数高値	気管支拡張症、無脾症、脾臓摘出術後、嚢胞性線維症、妊娠、直近の切開排膿処置、持続する呼吸不全、免疫不全（CD4数 < 200/μL の HIV/AIDS、免疫抑制薬、無ガンマグロブリン血症、骨髄形成不全症、好中球減少症、移植後）
2. 懸念のある細菌検査結果	
血液培養陽性（コンタミネーション除く）、細菌検査陽性、培養検査の提出忘れ、培養検査に先立つ抗菌薬投与	

- この方法の問題点は、感染対策チームがよほど担当医から信頼されていないと機能しない点である。自分が担当している患者の治療が第三者の手で急に変更されるのは、やはり気分のよいものではない。また、このような強引な手段を採るからには、感染対策チームが担当医以上に患者状態を把握している必要がある。

周術期抗菌薬の投与期間

・多くの術式では、術前単回投与または24時間以内に終了
・例外的に48～72時間まで伸ばすことのある術式がある点には注意

- 術前には手術部位感染症を予防するために抗菌薬を投与するが、そこで始まった抗菌薬が術後何日も漫然と投与されてしまうことがある。しかし、抗菌薬の投与期間を延ばすメリットが明確でない術式が多く、*Clostridioides difficile* 腸炎などの有害事象の観点からも、周術期抗菌薬は早めに終了したいところ[7]。
- 実際、多くの術式では術後24時間を越えた周術期抗菌薬の使用が推奨されない。ただし、48～72時間まで周術期抗菌薬を使うことのある術

式もある（表 3-3）。

表 3-3　周術期抗菌薬を長く使うことがある術式[8]

推奨投与期間〜 48 時間
小切開心臓手術、経カテーテル大動脈弁留置術、胸部動脈瘤／解離に対する人工血管置換術（待期手術）、腹部大動脈瘤人工血管置換術（待期手術）、外傷性血気胸に対する胸腔ドレナージ術、胸部食道切除術（特に結腸再建）、胆道再建を伴う肝臓切除、膵頭十二指腸切除、口腔咽頭悪性腫瘍手術（筋皮弁再建や消化管再建あり）、顎変形症手術、口腔内切開を伴う下顎骨骨折手術、遊離皮弁再建を伴う顎骨悪性腫瘍手術、下顎埋伏智歯抜歯手術、手術部位感染症リスクのある抜歯術、人工関節置換術、脊椎インストゥルメンテーション手術、膀胱摘除術＋消化管利用尿路変向術

推奨投与期間〜 72 時間
破裂胸部大動脈瘤や急性胸部大動脈解離に対する人工血管置換術、腹部大動脈瘤人工血管置換術（緊急手術）、直腸切除／切断術（術前腸管処置が機械的腸管処置のみの時）、開放骨折手術、経尿道的前立腺切除術

終末期医療での抗菌薬[9]

・終末期に抗菌薬投与を行わないという選択肢も存在する
・治療のゴールがどこなのかを患者や家族と話し合うことが出発点である
・延命を目指さない場合にも、症状緩和のために抗菌薬を使うことがある

☐　終末期患者は重症である。血圧が低下し、ショックバイタルにもなる。すると、敗血症性ショックだといけないからといって、広域抗菌薬が使われてしまいがちである。しかし、感染症診療は抗菌薬を投与することがすべてではないし、感染症以外の鑑別診断もたくさんあるはずである。

☐　終末期患者への抗菌薬投与は、メリットを見出しにくい中で有害事象や薬剤耐性菌の出現などのデメリットを抱える。生存期間を延ばす可能性がある一方で、患者が苦痛を感じる期間を長引かせる面もある。

☐　大切なのは、治療のゴールをどこに設定するかという問題から逃げないことである。延命を目指すのか、症状の緩和を目指すのかを患者や家族と話し合って見定める必要がある。この土台の部分が決まっていないと、抗菌薬使用に伴うメリットやデメリットを適切に評価することも難しい。

☐　医療面接の際には、REMAP 法というフレームワークが役に立つ。これ

は、Reframe the situation, Explore emotions, Map out goal and values, Align with expressed values, Plan out next steps の頭文字である[10]。
□ 症状の緩和を目指す患者でも、感染症に起因する自覚症状がある場合には抗菌薬がメリットになることがある点は見落としたくない。患者の訴えをよく聞き、抗菌薬で治療しうるものかどうかをアセスメントする。

Lesson 抗菌薬スチュワードシップとお金の話

　抗菌薬スチュワードシップの話を書いていると妻に言ったら、「何それ、おいしいの？」と聞かれた。ここでふと考える。薬剤耐性菌を減らすという大義は素晴らしいにしても、抗菌薬スチュワードシップに協力的な医療機関はおいしい思いをできるものなのか？　結論から言うと、おいしい。なぜなら、平成30年度の診療報酬改定の際に、抗菌薬適正使用支援加算（100点）が導入されたからである[11]。これが令和4年度の診療報酬改定では、それまで用いられていた感染防止対策加算（最大390点）や感染防止地域連携加算（100点）と合わさる形で、感染対策向上加算（最大710点）へとリニューアルされている。さすがに薬剤耐性対策が国策になっているだけあって、診療報酬が大きく引き上げられているわけである。それでは、日本という国家レベルではおいしいのか？　薬剤耐性菌が出現してしまうと、その治療のために払うコストが大きくなりがちで、医療費の増大につながってしまう。例えば、セファゾリンよりもメロペネムの方が高くつくし、ダプトマイシンやリネゾリドはさらに高価である。しかし、抗菌薬スチュワードシップは、多剤耐性グラム陰性桿菌やESBL産生菌による感染や定着を半減させ、MRSAや*C. difficile*については2/3に減少させる可能性が示唆されており[12]、それに伴う医療費削減効果が期待されている。日本での費用最小化分析を用いた検証では、菌血症を伴う複雑性腎盂腎炎や肺炎球菌が検出された市中肺炎を対象に、薬剤師による抗菌薬スチュワードシップ介入を行った群では、行わなかった群と比較して抗菌薬費用が2/3程度になり、後者では入院費用も低減できたとのことである[13]。そういうわけで、医療経済的にも抗菌薬スチュワードシップはおいしいと言えそうだ。

出典

1) Sax PE. How to Figure Out the Length of Antibiotic Therapy. https://blogs.jwatch.org/hiv-id-observations/index.php/how-to-figure-out-the-length-of-antibiotic-therapy/2010/10/22/（2024年5月18日閲覧）
2) Wald-Dickler N, et al. Short-course antibiotic therapy-replacing Constantine units with "Shorter Is Better". Clin Infect Dis. 2019; 69: 1476-1479.
3) Dias RF, et al. Use of C-reactive protein to guide the antibiotic therapy in hospitalized patients: a systematic review and meta-analysis. BMC Infect Dis. 2023; 23: 276.
4) Butler CC, et al. C-reactive protein testing to guide antibiotic prescribing for COPD exacerbations. N Engl J Med. 2019; 381: 111-120.
5) Bafadhel M, et al. Procalcitonin and C-reactive protein in hospitalized adult patients with community-acquired pneumonia or exacerbation of asthma or COPD. Chest. 2011; 139: 1410-1418.
6) Moehring RW, et al. Evaluation of an opt-out protocol for antibiotic de-escalation in patients with suspected sepsis: A multicenter, randomized, controlled trial. Clin Infect Dis. 2023; 76: 433-442.
7) Halani S, et al. The harms of postoperative antibiotic prophylaxis: A teachable moment. JAMA Intern Med. 2022; 182: 545-546.
8) 日本化学療法学会，日本感染症学会．術後感染予防抗菌薬適正使用のための実践ガイドライン．https://www.chemotherapy.or.jp/modules/guideline/index.php?content_id=62（2024年5月18日閲覧）
9) Seaton RA, et al. Antibiotic use towards the end of life: development of good practice recommendations. BMJ Support Palliat Care. Published online January 19, 2021.
10) Karlin D, et al. State-of-the-Art Review: Use of Antimicrobials at the End of Life. Clin Infect Dis. 2024; 78: e27-e36.
11) 国際的に脅威となる感染症対策の強化のための国際連携等関係閣僚会議．薬剤耐性（AMR）対策アクションプラン2023-2027．https://www.cas.go.jp/jp/caicm/jp/seisaku/infection/activities/pdf/ap_honbun.pdf（2024年5月18日閲覧）
12) Baur D, et al. Effect of antibiotic stewardship on the incidence of infection and colonisation with antibiotic-resistant bacteria and Clostridium difficile infection: a systematic review and meta-analysis. Lancet Infect Dis. 2017; 17: 990-1001.
13) 蛭田剛俊．抗菌化学療法における費用対効果の検討．日本化学療法学会雑誌．2015; 63: 397-405.

| 取り組み4 | 診断プロセスを最適化する |

血液培養検査提出の最適化

- 菌血症を滅多に合併しない感染症では、血液培養を敢えて提出しない
- 菌血症患者での血液培養の再検も限られた状況でのみ考慮する

□ 血液培養は、菌血症を診断/除外したいから実施するものであって、患者が発熱したから実施するものではない。「発熱、即、血培」という脊髄反射的医療行為は、（結果的に正しいことがあるにしても）ロジックとしては誤りである。実際、発熱せず意識障害が目立つ菌血症患者もいる。

□ 菌血症を合併しにくい感染症では、血液培養の提出も必須でないと言える。具体的には、軽症の蜂窩織炎や肺炎などでは血液培養を割愛してよいかもしれない（第2部「症例9」を参照のこと／p. 134）[1]。

□ 軽症の蜂窩織炎で血液培養を割愛可能といっても、「軽症」では漠然とし過ぎている。そこで、蜂窩織炎で菌血症を合併するリスク因子を探索して血液培養の割愛に生かそうという趣旨の研究がある（表4-1）。

表4-1　MRSAによる皮膚軟部組織感染症における血液培養ルール[2]

大基準	小基準	
化膿病変を伴う蜂窩織炎	静注薬物使用歴あり BMI < 25 kg/m^2 上肢以外の病変 急性腎障害	体温$< 35.6℃$または$> 38℃$ 白血球数$> 11,000/\mu$L 心拍数> 100 bpm

大基準1つまたは小基準2つ以上で、菌血症に対して感度95.7％、特異度30.7％

□ もっとも、血液培養を割愛するのは、蜂窩織炎や肺炎の診断によほどの自信がある時に限るべきではというのが筆者の意見。というのも、感染性心内膜炎の播種性病変として皮膚軟部組織病変が出現することがあるし、胆管炎で嘔吐した結果として誤嚥性肺炎を生じることもある。血液培養は、この手の見逃しに対するセーフティーネットになる。

□ 血液培養の再検をどうするかも診断スチュワードシップの領域である[1]。黄色ブドウ球菌菌血症やカンジダ血症では、治療バンドルの一環として

□ 血液培養の再検を行い、血液培養の陰性化を確認の上で治療期間をカウントする。また、持続菌血症が疑わしい場合、感染性心内膜炎や化膿性血栓性静脈炎などの心血管系感染症が疑わしい場合も血液培養の再検を行う。逆に言えば、それ以外の場合の血液培養の再検は必須でない。

□ 研修医を対象とした米国の前向き研究によると、発熱患者に対して研修医が夜勤中に血液培養を提出するかどうかは上級医の指示に大きく依存していた[3]。上級医の言葉は研修医にとってそれだけ重いものであり、その上級医がうっかり不適正検査を研修医に強要することがないよう、気をつけたいものである。

□ このようなことを言うと、上級医サイドからは「あたまじゃわかっているんだが」という声も聞こえてきそうだ。実際、「発熱、即、血培」という長年のベッドサイドでの慣習を一朝一夕に改めるのは難しい。だからこそ、感染対策チームのアドバイスを借りて変革することを勧めたい。米国の複数施設の小児ICUでは、学際的チームを組織し、ガイドラインを策定し、現場との地道なコミュニケーションを重ねた結果、血液培養検査が1/2〜2/3に減り、中心静脈カテーテルからの検体採取も半減した[4,5]。

Lesson 診断スチュワードシップとは何か

　ここで読者の皆さんには血液培養の適正化を学んでいただいたわけだが、血液培養を適正化すること自体が抗菌薬の適正使用に直接つながるわけではない。従って、このプロセスは抗菌薬スチュワードシップに分類されない。しかし、血液培養を不要とする患者に対する検査を減らすことで、医療従事者の手間やコストを削減できるばかりでなく、コンタミネーションによる追加検査や不必要な抗菌薬治療を潜在的に減らせる可能性がある。このような診断検査の適正使用を「診断スチュワードシップ（diagnostic stewardship）」と呼んでいる。感染症診療を例に、いくつかの取り組みを表にまとめてみよう（**表4-2**）。こういった取り組みを感染症科医や検査室との連携のもとで行うこと、電子カルテシステムなども利用してフローの一部を自動化することなども重要である[8,9]。

表 4-2　代表的な診断スチュワードシップ [6, 7]

一般原則
- 有症状時など検査前確率が高い時に検査する
- 偽陽性／偽陰性を減らすべく、検体採取・輸送に配慮
- 病原体の感染と定着を区別する手段を用意
- 適切な診療に結び付くフォーマットで報告

血液培養
- 菌血症の徴候や事前確率が高い時に検査する
- 持続菌血症や心血管系感染症を疑う時以外は繰り返さない
- 末梢血管から無菌的に採血（留置カテーテルからは避ける）
- 速やかに発育した病原体に対する迅速検査の追加を考慮
- コンタミネーションの可能性を担当医に連絡
- 薬剤耐性菌はハイライトして報告
- 黄色ブドウ球菌検出時などは感染症科コンサルトを推奨

尿培養
- 尿路感染症の徴候がある時のみ検査する（妊婦や泌尿器科処置を除く）
- 陰部を清潔にして無菌的に中間尿を採尿
- 尿道留置カテーテルの場合は採尿ポートから採尿
- ウロバッグからの採尿は避ける
- 尿定性検査で白血球が陽性の時のみ尿培養検査を実施
- コンタミネーションの可能性を担当医に連絡
- 薬剤感受性は優先順位の高い抗菌薬に限定して報告

喀痰培養
- 肺炎の徴候がある時のみ検査する
- 治癒確認での検査をオーダーしない
- 1視野10以上の扁平上皮細胞がある場合は培養を実施しない
- 喀痰を出せない患者で唾液培養を実施しない
- カンジダの検出をルーチンで報告しない
- 常在細菌叢、緑膿菌、黄色ブドウ球菌の検出時は解釈を付記して報告

表面膿スワブ培養
- 表面膿スワブ培養は極力検査をオーダーしない
- 代わりに深部膿や術中検体を培養検査に提出
- コンタミネーションの可能性を担当医に連絡

Clostridioides difficile（CD）トキシン
- CD腸炎が疑わしい時のみ検査する
- 下剤使用者や治癒確認では検査しない
- 軟便～水様便のみを検体として提出
- 検査アルゴリズムの利用を考慮
- 検査結果は解釈を付記して報告

感染症パネル
- 複数病原体が鑑別に挙がり、その区別が治療に影響する時のみ検査
- 適応のない検査や繰り返しの検査を制限するルールの策定
- 偽陽性／偽陰性を減らすべく、検体採取・輸送に配慮
- 偽陽性を避けるため、コンタミネーションを防ぐ手技を遵守

・他の検査と標的病原体が重複する時はパネルの結果を公表しない
・感染か定着かの解釈を付記して検査結果を報告
真菌検査
・ハイリスク患者に対してのみ非培養検査をオーダー
・血清学検査をルーチンで検査しない（感染症科コンサルトを考慮）
・検査の所要時間を考慮
・偽陽性のよくある原因を添えて報告
・非培養検査陽性時に考えられる真菌感染症を付記して報告
・臨床所見を加味し、感染か定着かの解釈を付記して検査結果を報告
SARS-CoV-2 PCR
・治癒確認、隔離期間の延長のために検査しない

　この表を見ていると、抗菌薬スチュワードシップに含まれる介入がいくつか含まれてしまっていることに気付かれた読者もいると思う。よい治療を行うには、よい診断が不可欠なのであり、必然的に診断スチュワードシップは抗菌薬スチュワードシップと一部オーバーラップしてしまうのである。もっとも、実務上はともかく、学問上は用語の曖昧さを避ける必要があるわけで、抗菌薬スチュワードシップと診断スチュワードシップを区別して議論している文献もよく見かける[10, 11]。

尿培養検査提出の最適化（reflex urine culture）

・尿定性検査は手間が少ないが、尿塗抹・培養検査は手間がかかる
・尿定性で白血球が陰性の場合、尿路感染症の可能性は大きく下がる
・そこで、尿定性で白血球陽性の場合のみ尿塗抹・培養を実施するとよい

□　尿路感染症を診療する際に、尿定性と尿培養を同時にオーダーする読者が多いのではと想像する。実際、医師にとって尿検査を複数回に分けてオーダーするのは効率が悪く、同時オーダーする方が楽で合理的である。

□　ところが、検査技師の中にはこの同時オーダーを忌み嫌う人がいる。尿中白血球が陰性の場合は、尿路感染症の可能性が大きく下がる。そのような状況にもかかわらず、尿塗抹・培養検査がオーダーされている。オーダーされているからには、塗抹・培養検査を手間暇かけてやらないといけないのだが、これがなかなかにやるせないわけである。もちろん、金

- 銭面でのコストも余計にかかる。
- そこで提案されているのが、尿中白血球が陽性の場合のみ尿塗抹・培養検査を実施する手法である（reflex urine culture）。変法としては、ここに尿路症状の有無も加味して、より厳格に尿塗抹・培養検査の適応を決定するという手法もあり、こうすることで無症候性細菌尿に対する不適正検査も減らすことができる[12]。
- 米国医療疫学学会の研究ネットワークに加入している病院では、無症候性細菌尿の検出をいかに減らすかに心を砕いている。そのための工夫として、尿定性検査の結果（尿中白血球の有無）で尿培養検査の適応を決定している病院が51％、症状の有無で尿培養検査の適応を決定している病院が44％であった[13]。
- 米国のICUで行われた介入研究では、尿培養を検査しようとすると尿定性検査を実施するよう指示され、ここで尿中白血球が陰性の場合には尿培養が実施されない仕組みを導入した（ただし、医師から特別の指示がある場合を除く）。その結果、すべてのICUで尿培養検査の実施率とカテーテル関連尿路感染症の報告率が有意に減少した[14]。
- 米国の他のICUでは、同様の介入前後で尿培養検査の実施率が2/3に減少し、尿検査後に新規に抗菌薬を処方される患者数も減少した。ただし、抗菌薬の使用日数は介入前後で差を認めなかった[15]。
- 他の介入としては、尿検査をオーダーする際に検査目的を ① 尿路感染症疑い、② 非感染症、③ スクリーニングの三択から選ばせる仕組みが米国で検証されている。非感染症の場合には尿培養をオーダーできなくし、尿路感染症疑いの場合でも症状・所見の報告を義務付けた。その結果、尿培養検査が40％減り、抗菌薬使用日数も15％減り、年間53万ドルのコスト削減となった[16]。
- このreflex urine cultureで注意すべきは、特定の状況下では尿路感染症を起こしていても尿中白血球が陽性にならないことがある点である。例えば、発熱性好中球減少症では、尿中に出てくるべき白血球が体にいないので、尿中白血球が陰性になってしまうことがある。また、尿管結石などの尿路閉塞がある場合も尿中白血球が陰性になる可能性がある。糖尿、蛋白尿、ビタミンCなども尿中白血球の偽陰性化を起こすことがある[17]。

> ### *Clostridioides difficile*（CD）腸炎検査
>
> - 下痢のない患者や下剤使用患者に対する CD 腸炎検査は不適正とされる
> - 不適正な CD 腸炎検査の偽陽性が、時に抗菌薬の不適正使用につながる
> - カルテ端末システムなどを用いて CD 腸炎検査の不適正使用を減らす

☐ 下痢のない患者や下剤使用患者に対して CD 腸炎検査が提出されていることがあるが、これは不適正とされる。なぜなら、陽性と出てしまった際には偽陽性を見ている可能性が高く、治療適応にもならないからである。しかし、この偽陽性のせいで、真の CD 腸炎と誤診されて抗菌薬を不適正に処方されてしまう患者を時々見かける。

☐ Johns Hopkins 病院で行われた観察研究によると、「CD 腸炎」と診断された患者の約半数が不適正検査での診断であり、そのうちの 90％以上が「CD 腸炎」に対して不適正な抗菌薬治療を受けていた[18]。

☐ ロサンゼルス総合医療センターでも、「CD 腸炎」と診断された患者の約半数が不適正検査による診断だった。そこで、同院でビラを配ったり、カルテ端末の表示を工夫したりして教育的介入を行ったところ、核酸増幅検査が 43％減少し、偽陽性も 63％減った[19]。

☐ メリーランド大学医療センターでは、CD 腸炎検査のうち半数以上が不適正検査だった。そこで、CD 腸炎検査を行う際にカルテに症状の有無などを確認する仕組みを実装したところ、CD 腸炎検査の適正率が 40％から 63％に向上した[20]。

☐ 似たような観察・介入研究は枚挙に暇がなく、概ね同じような成果を挙げているようである。CD 腸炎検査の適正化は、尿培養検査の適正化（reflex urine culture）と並んで、診断スチュワードシップの最古参ともいえるテーマであり、研究論文が豊富なのである。

☐ なお、CD 腸炎の隔離期間は下痢が治まってから最低 48 時間までとされる[21]。つまり、CD 腸炎検査で隔離期間を決めるのは誤り。CD 腸炎検査は一度陽性と出ると、感染性が下がった後もなかなか陰転化しない。

> **真菌検査の最適化**
>
> ・細菌だけでなく真菌を標的とした検査も診断スチュワードシップの対象
> ・患者背景と症状・所見の両方が真菌感染症に見合う場合は適正検査
> ・実際にはβ-Dグルカンなどの不適正検査が後を絶たず、大幅な改善の余地がある

☐ 真菌感染症の難しいところは、真菌が培養検査で比較的発育しにくいことである。例えば、侵襲性カンジダ症は約半数でしか血液培養が陽性にならず、感染症界隈では「50% disease」と呼ぶ人もいる[22]。

☐ 培養検査の不足分を補うべく、真菌感染症診療ではβ-Dグルカンをはじめとする非培養検査が頻用される。ところが、決して安価とはいえない非培養検査が不適正使用されていることが意外に認識されていない。

☐ ここで、真菌検査の適正使用の定義を確認すると、①真菌感染症を起こすに相応しい背景疾患があり、②症状や所見も特定の真菌感染症に合致しているような状況で行われる検査のことである（**表 4-3**）。詳細は侵襲性真菌感染症の診断基準もご参照のこと[23]。

表 4-3　真菌検査の適正使用 [24, 25]

ニューモシスチス	カンジダ	アスペルギルス	クリプトコッカス
条件1. 真菌感染症を起こすに相応しい背景疾患がある			
高用量ステロイド 免疫抑制薬 テモゾロミド CD4 < 200μL 先天性免疫不全症	好中球減少症 免疫抑制薬 先天性免疫不全症 完全静脈栄養 中心静脈カテーテル* ICU長期滞在* 直近の腹部手術* 広域抗菌薬使用* カンジダの定着* 肝硬変*	好中球減少症 高用量ステロイド 免疫抑制薬 先天性免疫不全症 管理不良の糖尿病 慢性閉塞性肺疾患	高用量ステロイド 免疫抑制薬 先天性免疫不全症
条件2. 症状や所見が特定の真菌感染症に合致している			
発熱、低血圧、意識障害などの感染徴候			
新規の肺病変 呼吸困難		新規の肺病変 呼吸困難	新規の肺病変 呼吸困難 頭痛

* 2つ以上ある場合にハイリスクと考える

- □ Johns Hopkins病院での観察研究では、非移植患者に対して実施されたβ-Dグルカン検査の49％が不適正使用だった[24]。
- □ 東京大学医学部附属病院での観察研究では、非移植患者に対して実施された非培養真菌検査（β-Dグルカン、ガラクトマンナン抗原、クリプトコッカス抗原）の約80％が不適正使用だった[25]。その結果、検査の偽陽性に伴う追加検査（例：アスペルギルス感染症を除外するための頭頸部・胸部CT）の必要性が生じ、無駄なコストに繋がっていることも判明した。検査前確率が低い状況で検査して偽陽性が生じると、このように不毛な追加検査を繰り返す羽目になり、「検査カスケード」を形成する[26]。

出典

1) Fabre V, et al. Does this patient need blood cultures? A scoping review of indications for blood cultures in adult nonneutropenic inpatients. Clin Infect Dis. 2020; 71: 1339-1347.
2) Jorgensen SCJ, et al. Diagnostic stewardship: A clinical decision rule for blood cultures in Community-Onset Methicillin-Resistant Staphylococcus aureus（MRSA）skin and soft tissue infections. Infect Dis Ther. 2019; 8: 229-242.
3) Howard-Anderson J, et al. Internal medicine residents' evaluation of fevers overnight. Diagnosis（Berl）. 2019; 6: 157-163.
4) Woods-Hill CZ, et al. Association of a clinical practice guideline with blood culture use in critically ill children. JAMA Pediatr. 2017; 171: 157-164.
5) Woods-Hill CZ, et al. Dissemination of a novel framework to improve blood culture use in pediatric critical care. Pediatr Qual Saf. 2018; 3: e112.
6) Morgan DJ, et al. Diagnostic stewardship-leveraging the laboratory to improve antimicrobial use. JAMA. 2017; 318: 607-608.
7) Fabre V, et al. Principles of diagnostic stewardship: A practical guide from the society for healthcare epidemiology of America diagnostic stewardship task force. Infect Control Hosp Epidemiol. 2023; 44: 178-185.
8) Patel R, et al. Diagnostic stewardship: Opportunity for a laboratory-infectious diseases partnership. Clin Infect Dis. 2018; 67: 799-801.
9) Curren EJ, et al. Advancing diagnostic stewardship for healthcare-associated infections, antibiotic resistance, and sepsis. Clin Infect Dis. 2022; 74: 723-728.
10) Dik JH, et al. Integrated stewardship model comprising Antimicrobial, Infection prevention, and Diagnostic Stewardship（AID Stewardship）. J Clin Microbiol. 2017; 55: 3306-3307.
11) Ku TSN, et al. Improving antimicrobial use through better diagnosis: The relationship between diagnostic stewardship and antimicrobial stewardship. Infect Control Hosp Epidemiol. 2023; 44: 1901-1908.
12) Claeys KC, et al. Advances and challenges in the diagnosis and treatment of urinary tract Infections: The need for diagnostic stewardship. Curr Infect Dis Rep. 2019; 21: 11.

13）Sullivan KV, et al. Use of diagnostic stewardship practices to improve urine culturing among SHEA Research Network hospitals. Infect Control Hosp Epidemiol. 2019; 40: 228-231.
14）Epstein L, et al. Evaluation of a novel intervention to reduce unnecessary urine cultures in intensive care units at a tertiary care hospital in Maryland, 2011-2014. Infect Control Hosp Epidemiol. 2016; 37: 606-609.
15）Sarg M, et al. Impact of changes in urine culture ordering practice on antimicrobial utilization in intensive care units at an academic medical center. Infect Control Hosp Epidemiol. 2016; 37: 448-454.
16）Watson KJ, et al. Using clinical decision support to improve urine culture diagnostic stewardship, antimicrobial stewardship, and financial cost: A multicenter experience. Infect Control Hosp Epidemiol. 2020; 41: 564-570.
17）Simerville JA, et al. Urinalysis: a comprehensive review. Am Fam Physician. 2005; 71: 1153-1162.
18）Rock C, et al. National Healthcare Safety Network laboratory-identified Clostridium difficile event reporting: A need for diagnostic stewardship. Am J Infect Control. 2018; 46: 456-458.
19）Yen C, et al. Reducing Clostridium difficile colitis rates via cost-saving diagnostic stewardship. Infect Control Hosp Epidemiol. 2018; 39: 734-736.
20）Friedland AE, et al. Use of computerized clinical decision support for diagnostic stewardship in Clostridioides difficile testing: An academic hospital quasi-experimental study. J Gen Intern Med. 2019; 34: 31-32.
21）McDonald LC, et al. Clinical practice guidelines for Clostridium difficile infection in adults and children: 2017 Update by the Infectious Diseases Society of America（IDSA）and Society for Healthcare Epidemiology of America（SHEA）. Clin Infect Dis. 2018; 66: e1-e48.
22）Clancy CJ, et al. Finding the "missing 50%" of invasive candidiasis: how nonculture diagnostics will improve understanding of disease spectrum and transform patient care. Clin Infect Dis. 2013; 56: 1284-1292.
23）Donnelly JP, et al. Revision and update of the consensus definitions of invasive fungal disease from the European organization for research and treatment of cancer and the mycoses study group education and research consortium. Clin Infect Dis. 2020; 71: 1367-1376.
24）Fabre V, et al. Single academic center experience of unrestricted β-d-glucan implementation. Open Forum Infect Dis. 2018; 5: ofy195.
25）Ito H, et al. Incidence and risk factors for inappropriate use of non-culture-based fungal assays: Implication for diagnostic stewardship. Open Forum Infect Dis. 2021; 9: ofab601.
26）Anderson TS, et al. Testing cascades-A call to move from descriptive research to deimplementation science. JAMA Intern Med. 2020; 180: 984-985.

付　録

経験的治療段階でよく使うセカンドチョイス
『抗菌薬のセカンドチョイスとスチュワードシップ』付録

はじめの抗菌薬	用途	次の一手	注意点（重複分の説明は割愛）
アンピシリン アモキシシリン	溶連菌感染症 （咽頭炎、丹毒など）	クリンダマイシン セファゾリン セファレキシン	伝染性単核球症を除外できないときは、皮疹リスクのあるβラクタム系よりクリンダマイシンを使用するのが無難。
アンピシリン・スルバクタム	誤嚥性肺炎	セフトリアキソン ＋ 　　　　メトロニダゾール クリンダマイシン ± 　　　　セフトリアキソン	メトロニダゾールは嫌酒作用や脳症に、クリンダマイシンは C. difficile 腸炎や急速静注での心停止に注意。
アモキシシリン・クラブラン酸	市中肺炎	セファレキシン ＋ 　　　　アジスロマイシン セファレキシン ＋ 　　　　ミノサイクリン レボフロキサシン or モキシフロキサシン	アジスロマイシン、レボフロキサシン、モキシフロキサシンは QT 延長症候群に、ミノサイクリンは消化管症状に注意。
	動物咬傷	ST 合剤 ＋ 　　　　クリンダマイシン ミノサイクリン ＋ 　　　　クリンダマイシン	ST 合剤はサルファアレルギーに注意。ST 合剤やミノサイクリンは妊婦に使用しない。
ピペラシリン・タゾバクタム	緑膿菌カバー不要 （市中の腹腔内感染症など）	セフメタゾール セフトリアキソン ＋ 　　　　メトロニダゾール セフトリアキソン ＋ 　　　　クリンダマイシン モキシフロキサシン	モキシフロキサシンはキノロン系だが、緑膿菌活性なし。胆道系感染症ではセフトリアキソンの偽胆石症を避けるためにセフメタゾールなど他セフェム系を検討。
	緑膿菌カバー必要 （発熱性好中球減少症など）	セフェピム ＋ 　　　　メトロニダゾール セフェピム ＋ 　　　　クリンダマイシン レボフロキサシン ＋ 　　　　メトロニダゾール レボフロキサシン ＋ 　　　　クリンダマイシン レボフロキサシン ＋ 　　　　アモキシシリン・クラブラン酸	レボフロキサシンは大腸菌が耐性化傾向である点に注意。発熱性好中球減少症の場合は、レボフロキサシン＋アモキシシリン・クラブラン酸で少しでもグラム陰性桿菌に対する保険をかけたい。
セファゾリン セファレキシン	蜂窩織炎 周術期抗菌薬	クリンダマイシン バンコマイシン アンピシリン・スルバクタム アモキシシリン・クラブラン酸	クリンダマイシンは C. difficile 腸炎に注意する。バンコマイシンは 1 g あたり 60 分以上かけて点滴静注してレッドマン症候群を予防する（それでも発赤する場合は真のアレルギーが疑われる）。

セファゾリン セファレキシン	尿路感染症	セフメタゾール セフトリアキソン ST合剤 シプロフロキサシン or レボフロキサシン		ST合剤はサルファアレルギーに注意。シプロフロキサシンとレボフロキサシンは大腸菌が耐性化傾向。ST合剤やシプロフロキサシン、レボフロキサシンは妊婦に使用しない。
セフメタゾール	腹腔内感染症 周術期抗菌薬 ※ESBL産生菌狙いの場合除く	ピペラシリン・タゾバクタム レボフロキサシン ＋ メトロニダゾール レボフロキサシン ＋ クリンダマイシン モキシフロキサシン		ESBL産生菌を狙う場合はカルバペネム系が好ましい。より世代の進んだセフェム系に嫌気カバー（メトロニダゾール or クリンダマイシン）を加える方法もあり。レボフロキサシンやモキシフロキサシンはQT延長に注意。モキシフロキサシンは尿路感染症不可。
セフトリアキソン	市中肺炎 尿路感染症	ピペラシリン・タゾバクタム ST合剤 レボフロキサシン		より世代の進んだセフェム系、例えば、セフェピムで代用する方法もあり。
セフェピム	緑膿菌カバー必要 （発熱性好中球減少症など）	ピペラシリン・タゾバクタム レボフロキサシン ± アモキシシリン・クラブラン酸		レボフロキサシンは大腸菌が耐性化傾向なので、緑膿菌以外のグラム陰性桿菌への保険として、アモキシシリン・クラブラン酸を併用することがある。

あとがき

　本書を書き上げてから振り返ってみると、浅学非才な身としては大それたことをしてしまったように感じる。大学受験時代にお世話になった先生が「ものを書くことは恥をかくことである」と仰っていたのを思い出すが、こうしてまとまった量の文章を書いている中で、自分がどこまで分かっていて、どこからが分かっていないのかを何となく知ることができたのはよかった。実のところ、筆者は感染症の指導的立場の人間ではない。それどころか、必死に最新のエビデンスに食らいついて学んでいる最中の、30を越したばかり若造である。実際に、カンファレンスなどに参加していると、分かっていないことの多さに驚愕し、地団駄を踏むこともしばしばである。本書を執筆することで、これまで身につけてきた知識や技術を棚卸しすることができ、さらに高度な知識や技術を身につけるための心の準備ができた気がする。もっと勉強して、もっと多くのことを経験して身につけて、もっと多くのことを読者の皆さんと分かち合いたい。そんな気持ちでいっぱいだ。

　本書を読んでいただいた読者の皆さんなら容易に察しがつくと思うが、筆者はとても大雑把な性格である。細かいエビデンスを集めてきて、昨今の学会や勉強会のような、知識比べをしてマウントを取り合うような世界にはどうにも馴染めない。むしろ、個々のエビデンスを遠目に眺めて、傾向を読み取って、「要するに、こういうことだな！」と自分なりに解釈し直して自己満足するスタンスである。さらに端的に言えば、演繹的思考が壊滅的に苦手なものだから、帰納的に物事を考えてしまいがちなのである。もし、読者の皆さんが本書にこれまでの感染症診療の書籍と異なった雰囲気を感じるとすれば、それは恐らくは筆者特有の帰納的思考のせいかもしれない。

　このように大雑把で、細かいことを苦手とする筆者が医学書の執筆という繊細かつ大がかりな仕事に取り組むことができたのは、ひとえにサポートしていただいたスタッフや編集者の皆様のお陰である。特に、本書を執筆することを打ち明けた際に、快くグラム染色の写真を収集して提供していただいた川崎彩夏様（東京医科大学茨城医療センター細菌検査室）、本書にたびたび出てくる生々しい話がコンプライアンス違反に該当していないかご確認いただいた押田樹羅先生（東京医科大学茨城医療センター総合診療科）、岡屋秀一先生（筑波大学附属病院病院総合内科）には感謝してもしきれない。ま

た、本来であれば決して医学書を執筆するような年次にない筆者にお声がけいただいた金芳堂の西堀智子様、井上佐保子様にも感謝している。最後に、本書を手に取っていただいた読者の皆さんにも感謝。見ての通り、筆者の学問は粗削りで完成からは程遠い。筆者はまだまだ学ばなければならない。今後の数十年、もしかしたらあっという間かもしれないけれど、長い時間をかけて皆さんと一緒に道を究めていければと思うのである。

索引

欧文・数字

AmpC	9
antibiotic restriction policy	174
antifungal stewardship	170
antimicrobial stewardship	164
β-D グルカン	193
beta-lactam allergy de-labelling	178
BLNAR	113
bridging septum	63
Centor 基準	25
Choosing Wisely	164
Clostridioides difficile（CD）腸炎	15, 143, 192
COMS 基準	101
CRP	182
CVA 叩打痛	79
diagnostic stewardship	188
D-zone test	41
ESBL 産生菌	144
Framingham 基準	104
Japan Nosocomial Infections Surveillance（JANIS）	70, 109
Lemierre 症候群	29
Light の基準	122
LRINEC スコア	51
Ludwig angina	29
MERINO 試験	145
Narrow is beautiful	105, 141
Pain out of proportion	51
PT-INR	70
QT 延長症候群	70, 117
reflex urine culture	190
REMAP 法	184
RICE	44
RPR	97
selective reporting of antibiotic susceptibility	175
SPACE	8
ST 合剤	48, 69, 94
ST 合剤の副作用	71
TPHA	97
5 killer sore throats	29, 166
5Ps	95
5 類感染症	112

あ行

アキレス腱断裂	70
アジスロマイシン	99, 116
アズトレオナム	18, 74, 147
圧痛	151
アナフィラキシー	179
アミノグリコシド系	18
アミノペニシリン	31
アメーバ性肝膿瘍	128
アモキシシリン	33
アモキシシリン・クラブラン酸	33, 47, 157, 160
アンジオテンシン変換酵素阻害薬	130
アンピシリン	4, 33
アンピシリン・スルバクタム	5, 33, 47, 124, 132

イーグル効果	54, 60
咽後膿瘍	29
インフルエンザ桿菌	66, 113
うっ滞性皮膚炎	167
液性免疫障害	17
壊死性筋膜炎	37, 50
嚥下の5期モデル	120
延命	184
黄色ブドウ球菌	11

か行

化学性肺臓炎	135, 140
カチオン	70
化膿性関節炎	11
化膿性血栓性静脈炎	11
化膿性脊椎炎	11
カプノサイトファーガ	161
カルバペネム系	18
感染性心内膜炎	170
感染対策向上加算	185
感染防止対策加算	185
感染防止地域連携加算	185
カンピロバクター腸炎	116, 167
感冒	166
関連痛	151
偽胆石症	143
キノロン系	18
急性HIV感染症	28
急性胃腸炎	149, 167
急性気道感染症	166
急性下痢症	167
急性喉頭蓋炎	29
急性糸球体腎炎	27
急性心筋梗塞	29
急性前立腺炎	81
急性膀胱炎	88
胸腔穿刺	123
胸水検査	123
莢膜	107
クラミジア感染症	116
クリンダマイシン	14, 31, 34, 41, 48, 54, 59
経口抗菌薬	101
血液培養	138, 187
嫌気性菌	142
検査カスケード	194
検査前確率	26
賢明な選択	164
抗菌薬スチュワードシップ	164, 171
抗菌薬適正使用支援加算	185
抗菌薬脳症	143
抗菌薬の投与期間	181
口腔底蜂窩織炎	29
後腹膜臓器	154
誤嚥性肺炎	118, 129, 134
呼吸数	37, 136
コリスチン	18

さ行

最小殺菌濃度	177
最小発育阻止濃度	177
細胞性免疫障害	17
細胞内寄生菌	116
殺菌的抗菌薬	177
歯科処置	169
自己融解酵素	112

持続菌血症	188
市中肺炎	103
自発痛	151
シプロフロキサシン	48, 94
周術期抗菌薬	183
重症薬疹	67, 179
終末期医療	184
使用許可制度	174
シロスタゾール	130
腎盂腎炎	61
腎周囲脂肪織濃度	63
侵襲性肺炎球菌感染症	111
診断スチュワードシップ	188
スペクチノマイシン	99
性感染症スクリーニング	96
静菌的抗菌薬	177
生物学的偽陽性	98
セファゾリン	7, 33, 39, 47
セファゾリン供給不足問題	40
セファレキシン	33, 47, 94
セフェピム	8, 18
セフェピム脳症	108
セフォタキシム	47
セフォチアム	7, 47
セフカペンピボキシル	92
セフジトレンピボキシル	92
セフジニル	92
セフタジジム	18
セフトリアキソン	8, 47, 74, 99, 124, 143
セフトロザン・タゾバクタム	19
セフポドキシム	92
セフメタゾール	14, 143

全数把握	112
前立腺移行性	86
前立腺肥大症	80
臓器移行性	86

た行

第3世代経口セフェム	91
体性痛	151
大腸菌	65
大動脈解離	29
脱感作療法	179
脱ラベル化	178
ダプトマイシン	13
弾性ストッキング	44
虫垂炎	152, 154
虫垂周囲膿瘍	128
中枢神経移行性	86
腸球菌	15
直腸診	80
伝染性単核球症	28
動物咬傷	161
ドキシサイクリン	99
毒素産生抑制効果	54, 60
突然発症	30
トレポネーマ抗体検査	97

な行

内臓痛	151
尿培養	190
妊娠	90
膿胸	125, 127

は行

肺炎か心不全か問題	104
肺炎球菌	107
肺炎球菌尿中抗原	105, 106
肺炎随伴性胸水	125
肺化膿症	127
梅毒	97
肺膿瘍	127
パスツレラ	161
発熱性好中球減少症	17, 18, 107
バンコマイシン	13
非定型肺炎	116
非トレポネーマ抗体検査	97
非複雑性黄色ブドウ球菌菌血症	12
ビブリオ・バルニフィカス	43
ピペラシリン	18
ピペラシリン・タゾバクタム	5, 18, 147
腹腔内感染症	14
副鼻腔炎	166
プロカルシトニン	182
プロゾーン現象	98
フロモキセフ	14
ペニシリンG	4
偏性嫌気性菌	142
扁桃周囲膿瘍	29
蜂窩織炎	35, 167

ま行

マイコプラズマ肺炎	116
見逃しやすい感染症	136
無症候性細菌尿	168, 191
メトロニダゾール	14
モキシフロキサシン	133, 157

や行

薬剤耐性（AMR）対策	91
尤度比	62
溶連菌咽頭炎	24, 166
予防的抗菌薬	169

ら行

リウマチ熱	27
リネゾリド	13
緑膿菌	66
旅行者下痢症	116
レジオネラ肺炎	116
レッドマン症候群	13
レボフロキサシン	34, 48, 69, 94
肋骨脊柱角（CVA）叩打痛	61

わ行

ワルファリン	70, 117

著者プロフィール

伊東 完（イトウ ヒロシ）

【経歴】
2017 年 東京大学医学部卒業、茨城県立中央病院 研修医
2019 年 東京大学医学部附属病院 感染症内科
2020 年 筑波大学附属病院 病院総合内科
2022 年 東京医科大学茨城医療センター 総合診療科 臨床助教
2023 年 東京医科大学茨城医療センター 総合診療科 臨床講師
2024 年 英国アングリア・ラスキン大学 経営管理大学院

【専門】感染症、総合診療
【資格】内科専門医、病院総合診療医
【所属学会】日本内科学会、日本感染症学会、日本病院総合診療医学会
【著書】
『なんで使うの？ そのくすり』（南江堂）分担執筆
『内科マインドマップ』（メディカル・サイエンス・インターナショナル）分担執筆
【受賞】
2018 年 日本病院総合診療医学会 育成賞
2020 年 米国感染症学会 国際研究者賞
【連載】（本書の内容を深めたい方に！）
「抗菌薬ものがたり」（医学書院 ジェネラリスト NAVI）
https://gene-navi.igaku-shoin.co.jp/groups/antibio_st_000
「医療現場のスチュワードシップ」（エムスリー医療維新）
https://www.m3.com/news/series/iryoishin/13130
【私のストレス解消法】
・複数の仕事をバランスよく進めて退屈を避ける
・お気に入りの笠間焼で豆から淹れた珈琲を飲む
・オン／オフ問わず昼寝して一休みする
・近隣の図書館まで散歩して立ち読みする
・司馬遼太郎の歴史小説を貪るように読む
・妻と温泉旅行や城めぐりに出かける
・妻にサプライズを仕掛けて反応を楽しむ

抗菌薬のセカンドチョイスとスチュワードシップ

2024年9月5日　第1版第1刷　©

著者‥‥‥‥‥‥伊東 完　ITO, Hiroshi
発行者‥‥‥‥‥宇山閑文
発行所‥‥‥‥‥株式会社金芳堂
　　　　　　　　〒606-8425 京都市左京区鹿ヶ谷西寺ノ前町34番地
　　　　　　　　振替　01030-1-15605
　　　　　　　　電話　075-751-1111（代）
　　　　　　　　https://www.kinpodo-pub.co.jp/
デザイン‥‥‥‥梅山よし
組版‥‥‥‥‥‥株式会社データボックス
印刷・製本‥‥‥モリモト印刷株式会社

落丁・乱丁本は直接小社へお送りください。お取替え致します。

Printed in Japan
ISBN978-4-7653-2006-1

JCOPY ＜(社)出版者著作権管理機構 委託出版物＞

本書の無断複写は著作権法上での例外を除き禁じられています。複写される場合は、その都度事前に、(社)出版者著作権管理機構（電話 03-5244-5088, FAX 03-5244-5089, e-mail: info@jcopy.or.jp）の許諾を得てください。

●本書のコピー、スキャン、デジタル化等の無断複製は著作権法上での例外を除き禁じられています。本書を代行業者等の第三者に依頼してスキャンやデジタル化することは、たとえ個人や家庭内の利用でも著作権法違反です。